浙派中医丛书·原著系列第一辑

增订伪药条辨

清·郑奋扬 著
曹炳章 增订
江凌圳 校注

U0307639

全国百佳图书出版单位
中国中医药出版社
·北京·

图书在版编目（CIP）数据

增订伪药条辨 /（清）郑奋扬著；曹炳章增订；江凌圳校注 . —北京：中国中医药出版社，2022.1

（浙派中医丛书）

ISBN 978 – 7 – 5132 – 7258 – 2

Ⅰ.①增…　Ⅱ.①郑…②曹…③江…　Ⅲ.①中药鉴定学

Ⅳ.① R282.5

中国版本图书馆 CIP 数据核字（2021）第 215257 号

中国中医药出版社出版

北京经济技术开发区科创十三街 31 号院二区 8 号楼

邮政编码　100176

传真　010-64405721

山东润声印务有限公司印刷

各地新华书店经销

开本 710×1000　1/16　印张 8.75　字数 94 千字

2022 年 1 月第 1 版　2022 年 1 月第 1 次印刷

书号　ISBN 978 – 7 – 5132 – 7258 – 2

定价　45.00 元

网址　www.cptcm.com

服 务 热 线　010-64405510

购 书 热 线　010-89535836

维 权 打 假　010-64405753

微信服务号　zgzyycbs

微商城网址　https://kdt.im/LIdUGr

官 方 微 博　http://e.weibo.com/cptcm

天猫旗舰店网址　https://zgzyycbs.tmall.com

《浙派中医丛书》组织机构

指导委员会

主任委员 张 平 曹启峰 谢国建 肖鲁伟 范永升
柴可群

副主任委员 蔡利辉 胡智明 黄飞华 王晓鸣

委 员 郑名友 陈良敏 程 林 赵桂芝 姜 洋

专 家 组

组 长 盛增秀 朱建平

副组长 肖鲁伟 范永升 连建伟 王晓鸣 刘时觉

成 员（以姓氏笔画为序）

王 英 朱德明 竹剑平 江凌圳 沈钦荣

陈永灿 郑 洪 胡 滨

项目办公室

办公室 浙江省中医药研究院中医文献信息研究所

主 任 江凌圳

副主任 庄爱文 李晓寅

《浙派中医丛书》编委会

总　序

　　浙江位居我国东南沿海，地灵人杰，人文荟萃，文化底蕴十分深厚，素有"文化之邦"的美誉。就拿中医中药来说，在其发展的历史长河中，历代名家辈出，著述琳琅满目，取得了极其辉煌的成就。

　　由于浙江省地域不同，中医传承脉络有异，从而形成了一批各具特色的医学流派，使中医学术呈现出百花齐放、百家争鸣的繁荣景象。其中丹溪学派、温补学派、钱塘医派、永嘉医派、绍派伤寒等最负盛名，影响遍及海内外。临床各科更是异彩纷呈，涌现出诸多颇具名望的专科流派，如宁波宋氏妇科和董氏儿科、湖州凌氏针灸、武康姚氏世医、桐乡陈木扇女科、萧山竹林寺女科、绍兴三六九伤科，等等，至今仍为当地百姓的健康保驾护航，厥功甚伟。

　　值得一提的是，古往今来，浙江省中医药界还出现了为数众多的知名品牌，如著名道地药材"浙八味"，名老药店"胡庆余堂"等，更是名驰遐迩，誉享全国。由是观之，这些宝贵的学术流派和中医药财富，很值得传承与弘扬。

　　有鉴于此，浙江省中医药学会为发扬光大浙江省中医药学术流派精华，凝练浙江中医药学术流派的区域特点和学术内涵，由对浙江中医药学术流派有深入研究的浙江中医药大学原校长范永升教授亲自领衔，凝心聚力，集思广益，最终打出了"浙派中医"这面能代表浙江省中医药特色、优势和成就的大旗。此举，得到了浙江省委省政府、浙江省卫生健康委员会和浙江省中医药管理局的热情鼓励和大力支持。《中共

浙江省委 浙江省人民政府 关于促进中医药传承创新发展的实施意见》中提出要"打造'浙派中医'文化品牌，实施'浙派中医'传承创新工程，深入开展中医药文化推进行动计划。加强中医药传统文献研究，编撰'浙派中医'系列丛书"。浙江省中医药学会先后在省内各地多次举办有关"浙派中医"的巡讲和培训等学术活动，气氛热烈，形势喜人。

浙江省中医药研究院中医文献信息研究所为贯彻习近平总书记关于中医药工作的重要论述精神和《中共浙江省委 浙江省人民政府 关于促进中医药传承创新发展的实施意见》，结合该所的专业特长，组织省内有关单位和人员，主动申报并承担了浙江省中医药科技计划"《浙派中医》系列研究丛书编撰工程"，省中医药管理局将其列入中医药现代化专项。在课题实施过程中，项目组人员不辞辛劳，在广搜文献、深入调研的基础上，按《浙派中医丛书》编写计划，分原著系列、专题系列、品牌系列三大板块，殚心竭力地进行编撰。目前首批专著即将付梓，我感到非常欣慰。

我生在浙江，长在浙江，在浙江从事中医药事业已经五十余年，虽然年近九秩，但是继承发扬中医药的初心不改。我十分感谢为首批专著出版付出辛勤劳作的同志们。专著的陆续出版，必将为我省医学史的研究增添浓重一笔；必将会对我省乃至全国中医药学术流派的传承和创新起到促进作用。我更期望我省中医人努力奋斗，砥砺前行，将"浙派中医"的整理研究工作做得更好，把这张"金名片"擦得更亮，为建设浙江中医药强省做出更大的贡献。

葛琳仪

写于辛丑年孟春

注：葛琳仪，国医大师、浙江中医学院原院长

前 言

"浙派中医"是浙江省中医学术流派的概称，是浙江省中医药学术的一张熠熠生辉的"金名片"。近年来，在上级主管部门的支持下，浙江省中医界正在开展规模宏大的浙派中医的传承和弘扬工作，根据浙江省卫生健康委员会、浙江省文化和旅游厅、浙江省中医药管理局印发的《浙江省中医药文化推进行动计划》（2019—2025 年）的通知精神，特别是主要任务中打造"浙派中医"文化品牌——编撰中医药文化丛书，梳理浙江中医药发展源流与脉络，整理医学文献古籍，出版浙江中医药文化、"浙派中医"历代文献精华、名医学术精华、流派世家研究精华、"浙产名药"博览等丛书，全面展现浙江中医药学术与文化成就。根据这一任务，2019 年浙江省中医药研究院中医文献信息研究所策划了《浙派中医丛书》（原著、专题、品牌系列）编撰工程，总体计划出书 60 种，得到浙江省中医药现代化专项的支持，立项（项目编号 2020ZX002）启动。

《浙派中医丛书》原著系列指对"浙派中医"历代文献精华，特别是重要的代表性古籍，按照中华中医药学会 2012 年版《中医古籍整理规范》进行整理研究，包括作者和成书考证、版本调研、原文标点、注释、校勘、学术思想研究等，形成传世、通行点校本，陆续出版，尤其是对从未整理过的善本、孤本进行影印出版，以期进一步整理研究；专题系列指对"浙派中医"的学派、医派、中医专科流派等进行系统地介绍，深入挖掘其临床经验和学术思想，切实地做好文献为临床服务；品牌系列指将名医杨继洲、朱丹溪，名店胡庆余堂，名药浙八味等在浙江地域甚至国内外享有较高知名度的人、物进行整理研究编纂成书，突出文化内涵和打造文化品牌。

《浙派中医丛书》从 2020 年启动以来，得到了浙江省人民政府、浙江省卫生健康委员会、浙江省中医药管理局的大力支持，得到了浙江省内和国内对浙派中医有长期研究的文献整理研究人员的积极参与，涉及单位逾十家，作者上百位，大家有一个共同的心愿，就是要把"浙派中医"这张"金名片"擦得更亮，进一步提高浙江中医药大省在海内外的知名度和影响力。

2020 年，我们经历了新冠肺炎疫情，版本调研多次受阻，线下会议多次受到影响，专家意见反复碰撞，尽管任务艰巨，但我们始终满怀信心，在反复沟通中摸索，在不断摸索中积累，原著系列第一辑陆续出版，为今后专题系列、品牌系列书籍的陆续问世开了一个好头。

科学有险阻，苦战能过关。只要我们艰苦奋斗，协作攻关，《浙派中医丛书》的编撰工程，一定能胜利完成，殷切期望读者多提宝贵意见和建议，使我们将这项功在当代，利在千秋的大事做得更强更好。

《浙派中医丛书》编委会

2021 年 4 月

校注说明

郑奋扬（1848—1920），字肖岩，闽县（今福州市）人，生于中医世家，他在30多年行医中，潜心钻研中医古籍，总结临床经验，著有《伪药条辨》等书。

曹炳章（1878—1956），字赤电，又名彬章、琳笙，浙江鄞县（今宁波市鄞州区）人，近代著名中医药学家。曹氏14岁进入中药铺做学徒，工作之余自学中医。其后又相继师从名医方晓安、何廉臣，学业益精，声誉日隆，病家争相延请。曹炳章不仅在中医临床、中药学上颇有建树，且是一位中医文献大家和医药藏书家。他勤于著述，编著、校注、增补、重订的著作达四百种以上，主编有《中国医学大成》。

1901年，郑奋扬著《伪药条辨》，该书对110种药物名称、形、色、气味，进行了较详细的辨析，乃鉴定药物真伪之专著。成书十七年后书稿交请浙江绍兴曹炳章进行审阅。曹炳章见《伪药条辨》与自己的《规定药品之商榷》（后经钱伯华参订，更名为《规定药品考正》）可谓无独有偶，遂将其分门别类，保留郑氏原文，加以自己的论述，附于各药之后，通过实地调查和对勘，进行了增订，编写成《增订伪药条辨》。

本次整理以民国十七年（1928）绍兴和济药局铅印本为底本，并参考相关本草文献进行校勘。本次整理以他校为主，辅以本校，慎用理校。具体校注原则如下：

1. 原书为繁体字竖排版，现改为简体字横排版，加以现代标点。

凡表方位的"右""左"，均径改"上""下"。

2. 凡底本中的异体字、俗写字、古字径改为通行简化字。通假字保留，在首见处出注，并予以书证。

3. 对生僻的字，注明读音，一般采取拼音和直音相结合的方法标明之，即拼音加同音汉字。对费解的字和词、成语、典故等，予以训释，用浅显的文句，解释其含义，力求简洁明了，避免烦琐考据。

4. 文中涉及书名或书名简称如《素问》《金匮》《素》《灵》《本草纲目》等一律加书名号；凡引篇名亦用书名号；书名与篇名同时引用时，用书名号，且书名与篇名间用中圆点隔开。"经""本草"等泛指时不加书名号。

5. 原书探讨中药名实关系，常涉及药名异写，为保留古籍原貌不予改动。

6. 底本引文虽有化裁，但文理通顺，意义无实质性改变者，不改不注。若引文与原义有悖者，则予以校勘。

7. 受时代局限，正文中出现"蛮地""夷民"等不妥称呼，或现代已经禁用的药物，因本书为古籍整理，尊重原文原貌暂不修改。

校注者

2021 年 10 月

增订伪药条辨序

书有之作伪，心劳日拙，甚矣。作伪之无益而有害也。矧^①在药物所以疗病，一涉于伪，则不足以救人，而反足以损人，甚者或竟至于戕人。以救人之药品，而至于损人、戕人，其害不为细，而实由于一伪字阶之厉^②。吁！其可骇也。夫宋元以降，医与药分路而扬镳，货药者未必知医，而知医者未必货药。虽有良医，而药肆^③多伪药，则良医仍无济于事。故良医良药，宜相辅而行，而决不容伪药赝鼎^④之杂出其间也。曩^⑤者先君^⑥致力于实学，而于医药尤多所考订，不佞^⑦自髫龄^⑧时，辄闻庭训^⑨，及之，由是于《灵》《素》以下，稍稍窥见门径。弱冠^⑩之时，亲友之病者，相率就诊于不佞，治之颇有效，然终未敢自信。故嗣后^⑪有请诊者，辄谢绝之。今老矣，鬓丝禅榻^⑫，专以鬻^⑬诗文

---

① 矧（shěn 沈）：况且。

② 阶之厉：祸害的开端，导致祸害。

③ 肆：店铺。

④ 赝鼎（yàndǐng 燕顶）：伪造的鼎，泛指赝品。

⑤ 曩（nǎng 囊）：以往，从前，过去的。

⑥ 先君：已故的父亲。

⑦ 不佞（nìng 宁）：谦辞，犹言不才。

⑧ 髫龄：童年，幼年。

⑨ 庭训：父亲的教诲。泛指家教。

⑩ 弱冠：古代男子二十岁行冠礼，表示已经成人，但体还未壮，所以称作弱冠，后泛指男子二十左右的年纪。

⑪ 嗣后：以后。

⑫ 禅榻：禅床。唐代杜牧《题禅院》诗："今日鬓丝禅榻畔，茶烟轻扬落花风。"

⑬ 鬻（yù 玉）：卖。

书画自娱。顾每闻有医学佳著，如渴骥①赴泉而不能自止，尝慨夫伪药之乱真，欲著一书以问世，而人事匆促，学殖荒疏，因循不果。四明曹君炳章邃于医药学，临诊以外，孜孜于著述无倦容，近又取闽县郑子肖岩所著《伪药条辨》而增订之，条分缕析，博大精微，可谓尽善尽美。足以为伪药之棒喝②，禹鼎③铸奸，不是过也，作伪之风，其可因是而稍弭④乎。民无夭札⑤，将以是书为左券⑥，独是不佞所有志而未逮者，而曹君乃奋笔而成之，非所谓有志者事竟成耶。兹付剞劂⑦，爰乐而序之。

中华民国十七年九月九日

绍兴余祥池序于仰师宾学净室之四积轩

---

　　① 渴骥：出自《新唐书·徐浩传》之"渴骥奔泉"，口渴的骏马奔向水泉，形容书法笔势矫健，此处比喻迫切的欲望。

　　② 棒喝：佛教禅宗祖师接待来学的人时，常常当头一棒或大声一喝，促其领悟。比喻警醒人们的迷悟。

　　③ 禹鼎：传说夏禹以九牧之金铸鼎，上铸万物，使民知何物为善，何物为恶。

　　④ 弭（mǐ 米）：平息，停止，消除。

　　⑤ 夭札：遭疫病而早死。《左传·昭公四年》："疠疾不降，民不夭札。"杜预注："短折为夭，夭死为札。"

　　⑥ 左券：古代称契约为券，用竹子做成，分左右两片，左片叫左券，是索取偿还的凭证。后来说有把握叫"操左券"。

　　⑦ 剞劂（jījué 几觉）：雕板，刻印。

增订伪药条辨绪言

博物固难，而于药材不得不求博焉；用药犹难，而于物性不得不求达焉。胡可人云亦云，而不致思哉！观唐显庆重修本草，孔约①之序有言曰：动植形生，因方舛②性；春秋节变，感气殊功。离本土则质同效异，乖采摘则物是时非。此数语者，诚概括神农尝味，雷公炮炙之微义，犹举医家之能事矣。无如近世业医之士，率承父师之庭训，沿习方士之俚谈③。既未曾阅历山川，访众材之出处；又不能搜罗经史，采明哲之讨论。即《本草纲目》一书，乃药品之艺林，材用之渊薮④，孰能细为考证？即或悉心研求，而传讹亦甚多。无怪乎习于道听途说，并惑于市侩妄言，致使真材被弃，赝物风行。如大蔾子伪充巨胜，相思子混当赤豆，诸如此类，不胜枚举。沈萍如云：天地之于万物，生长收藏，本具五行之理；温凉厚薄，乃随九土之宜。然亦有禀性悬殊，而秋生夏死、春萎冬荣之不同。如夏麦冬瓜，腊梅秋菊，各以时荣，天下皆然，习见不异者，扩而充之，则蜀之稻，一岁二艺；滇之罂粟，

---

① 孔约：经学家孔颖达之子，孔子的第 32 世孙。唐代医学家兼官吏。尝任礼部郎中兼太子洗马、弘文馆大学士之职。唐显庆四年（659），奉敕与苏敬等人共同修纂《新修本草》，孔氏为是书作序。

② 舛（chuǎn 喘）：错，违背。

③ 俚（lǐ 里）谈：鄙陋的议论。

④ 渊薮（sǒu 叟）：比喻人或事物集中的地方。渊，深水，鱼住的地方。薮，水边的草地，兽住的地方。

四时皆花；滇黔瓜茄豆蔓，逾冬不涸；松本长青，而六诏①松针，交春黄陨；梅魁春首，而滇中梅蕊，腊尽花开；蓖麻干空如竹，西赕成木如拱。仙人掌，草木也，他处遇霜即萎，滇南可列莳②方丈，以作垣篱，开花如瓠，结果如瓜。此多诸家本草所不载，皆由方土气候之不齐，而致物性种类亦不一。不独此也，且收药储材，犹当审其收采之时候，察其方土之寒燠，达其物性之变更，揆之于理，而后乃收其效，非可以一隅之偏论，胶柱鼓瑟③耳。假如植物之皮、叶、根荄、花、蕊、子、仁之类，而必采摘有时。若杜仲、黄柏、秦皮等，其用在皮，理当取之于夏，因夏时浆发于皮，力全而功倍，春则浆未升，秋冬则浆已降，浆收皮槁，效用已失。地骨、丹皮、芎、归、地、芍，则亦宜各因其长盛之际而采之。其他如山草类之芩、连、知、贝，本多野生者佳，取用其根，宜于秋冬为胜。若椿樗、五茄等乔木之根皮，则亦宜采于落叶之时，其浆液归根，效力亦胜。至于杏、桃、果、瓜之仁核，类多收于夏秋。余目睹夏食未熟果瓜之核仁，多瘪薄无肉，可见未至其时，而生长不足也。若夫甘菊、忍冬、凌霄、密蒙等花，以及苏叶、藿香、薄荷、荆芥、青蒿、佩兰等芳草之类，则各乘盛时而采之，则气足力全，既采之后，必当即时晒燥，庋藏④箱缸，使芳香之气不散。苟煎服合度，效能更胜，否则或收采失时，及任其风吹湿蒸，不但失其气味效能，且增加霉毒，暗助病菌孳长，此不可不知也。

---

①六诏：唐代位于今云南省及四川省西南的少数民族六个部落的总称，即蒙隽诏、越析诏、浪穹诏、邆睒诏、施浪诏、蒙舍诏。"诏"义为王或首领。其帅有六，因号"六诏"。唐开元二十六年后，蒙舍诏并吞其他五部，因其在五部南（今巍山县南境），史称南诏。其地在今云南省及四川省西部。

②莳（shì 是）：栽种。

③胶柱鼓瑟：鼓瑟时胶住瑟上的弦柱，就不能调节音的高低。比喻固执拘泥，不知变通。

④庋（guǐ 鬼）藏：收藏，置放。

苟能收采合时，炮制遵法，必须理有可循，再加亲知灼见，屡经试验，方可传信。乃今药肆射利，在小铺则以伪乱真，以紫乱朱，但求名状相似，不别效用冰炭，甚则黑明角充犀角，山羊角混羚羊，只求己利，不惜人害。在大铺则但求形色雅观，进值高昂，不别性质良窳[1]。如半夏用蜀产，而不用浙产；橘红用川产，不用建产。大抵川夏颗大，形式雅观，浙产粒小，不知川夏质松，落水即胖，且力薄性劣，较之浙夏质坚味厚，功力皆宏者，大不相同。橘红之用川产，亦因平薄无瘢痕，建红卷小有瘢痕，而形色虽不雅观，然气味浓厚，不若川红之味淡气薄耳。甚至医方上书明苍术而用茅术，书明於术而用江西术，以苍术、於术价贱，茅术、江西术价贵，以价贵贱分高下耳，不知效能各有擅长。如苍术燥湿，茅术利湿，用处不同；於术健脾，江西术生津，补法悬殊。诸如此类，亦不胜枚举。前数年前吾绍亦有相沿此恶习，近时则已改良之，然世人茫然不察，致将确能治病之药，嫌其轻贱而不用，反以重值购求不对病之赝品为神丹，直至不效。亦不自认误药之过，而惟委之天命而已。呜呼！吾国药物不改良，医学无从进步，欲求其改良之道，必须从医药共同研究始，如上古神农尝医，中古韩康[2]卖药，皆医士而兼药剂师也。自赵宋设立和剂药局，售药虽有专肆，而仍有医师指导售卖者也。不若近世医自为医，药自为药。行医者，只辨性味处方，不明药品之真伪；卖药者，只知形色雅观，不知炮制之精当。至于产处之道地与否，丸散膏丹之遵古与否，医师即不调查，药师亦不报告，分道扬镳，两不相谋，执而不变，岂有进步

---

① 良窳（yǔ 羽）：精粗，好坏。

② 韩康：汉代赵岐《三辅决录》卷一："韩康，字伯休，京兆霸陵人也。常游名山，采药卖于长安市中……遂遁入霸陵山中，博士公车连征不至。"事亦见《后汉书·逸民传·韩康》。后遂以"韩康"借指隐逸高士。亦泛指采药、卖药者。

哉？际此中医药竞争图存之时，医与药必须共同一气，将一切沿习积弊，一一设法改良。

炳章自幼娴药习医，至今仍以此为衣食谋，具有切身之关系，常蓄医药革命之决心，恨无实行铲除能力。于民国二年春，爰集同志组织和济药局为改良之创始，订正丸散膏丹方书，编著膏丸说明，考定传讹药品，撰述《规定药品之商榷》等书。刊印以来，传诵遐迩①。荷蒙②海内同志所欢迎，纷纷报告改良者，已有十余埠之多。余故友郑君肖岩亦夙③具此心，著有《伪药条辨》一书，邮示于余，嘱余评注撰序而刊行之。余捧诵一周，其间所采伪药，计百十一种，能将传讹作伪等弊，从实验条辨发明，与余《规定药品之商榷》，可谓无独有偶。惜门类不分，而药品产地丛多，质性不齐，未免遗漏。炳章爰将各药别其门类，分订四卷，间有实验识见鉴别条下，惟郑君原文，不敢更动只字。虽然吾国地大物博，岂能尽我二人所见，无非先创其例，以吾二人着先鞭耳。凡增补之，订正之，请质诸海内外医药经验家及博物家，果能相与有感，以臻完美，正不独吾道药界之幸甚，而天下苍生亦幸甚也夫。

中华民国十六年七月 日

四明曹炳章序于绍城和济药局

---

① 遐迩：远近。
② 荷蒙：犹承蒙，承受。
③ 夙：素有，旧有。

陈序

　　天下惟似是而非者，辨之不容不早，亦绝之不容不严。莠之乱苗，紫之夺朱，其近在目前，而尽人能识者，圣人犹恶焉。进而有关乎生人性命之原，世道淳浇①之故，而又为人所难辨者可知矣。肖岩茂才②，余通家子也，承累世青囊③之学，居恒出其术以活人，辄应手起，盖其诊脉处方，不特于腑脏之伏也，血气之留也，空窍之塞也，关鬲④之碍也。必洞见其癥结，下及阴阳燥湿之宜，佐使君臣之法，亦皆考之必力，用之必神。故采药之道地新陈，采取时节，炮制经方，均讲之有素，每恨牟利之徒，贩售伪药，夭札生灵。爰即生平耳目所关，严加考究者，凡若干种，厘为《伪药条辨》。以为此固尽人所难辨，而又尽人所当辨者也。书成，问序于余。余维⑤今之医者，识时方数种，读本草一书，辄诩诩然⑥号于人曰：邱之虫，吾知其为贝母也；原之堇，吾知其为乌头也；墙之茨，吾知其为蒺藜也；谷之萑，吾知其为茺蔚也。台赓缁撮，吾知其为香附之称；邕荇黄流，吾知其为郁金

---

　　①淳浇：指风俗的淳厚与浇薄。

　　②茂才：即"秀才"。东汉时，为了避讳光武帝刘秀的名字，将"秀才"改为"茂才"，后来有时也称"秀才"为"茂才"。

　　③青囊：借指医术、医生。

　　④关鬲：即关膈。亦指胸腹之间。鬲，通"膈"。《素问·风论》："食饮不下，鬲塞不通。"

　　⑤维：以，因为。

　　⑥诩（xǔ 许）诩然：自得貌。

之号。究之赤箭青芝，饱读雷公之赋；露苗^①烟蕊^②，未提风伯^③之笼。《素问》即或成书，赭鞭^④未尝别味，问名则是，课实则非，当夫真假杂陈，未有不懵然^⑤罔辨者。无他，耳食^⑥虽详，而讲求无本也。今肖岩世兄以霹雳手，运菩提心，良楛^⑦斯分，真假立见。使牛鬼蛇神，无从逃温峤之犀^⑧；而马勃牛溲^⑨，皆得奏医师之效。将见向之草菅人命、渔利贩售者，无所往而可试其欺。因而愧悔之萌，良心复发，未始非由浇反淳^⑩之一机也。然则是书之有功于世道，岂浅鲜哉。余故乐为之序焉。

时光绪辛丑^⑪春和之月

世愚弟陈赞图拜撰

---

① 露苗：带露水的草木幼苗。唐代曹唐《送羽人王锡归罗浮》："最爱葛洪寻药处，露苗烟蕊满山春。"

② 烟蕊：水气蒸润的花蕊。

③ 风伯：神话传说中称主司刮风的天神。

④ 赭（zhě 者）鞭：相传为神农氏用以检验百草性味的赤色鞭子。

⑤ 懵（měng 猛）然：不明貌。

⑥ 耳食：指传闻。

⑦ 良楛（kǔ 苦）：精良与粗劣。

⑧ 温峤之犀：温峤是古代一政治家、军事家。曾点燃犀牛角来照明，看见水下灯火通明，水怪奇形怪状。比喻能敏锐地洞察事物。

⑨ 马勃牛溲：亦作"牛溲马勃"。牛溲，即牛遗，车前草的别名。马勃，一名屎菰，生于湿地及腐木的菌类。两者皆至贱，均可入药。唐代韩愈《进学解》："玉札丹砂，赤箭青芝，牛溲马勃，败鼓之皮，俱收并蓄，待用无遗者，医师之良也。"

⑩ 由浇反淳：回复到人本来淳厚、朴实的状态或本性。浇，刻薄。淳，朴实。

⑪ 光绪辛丑：1901年。

自序

　　古者医自采药，司岁备物，能得大地之专精，故治十得九，奏效如神。降及后世，人心不古，疑信参半，医者避嫌，但求诊脉处方，无愧我心。凡药之采取时节及出产土地，新陈真伪，一概不讲。医与药判为两途，药与病漓为二致。用药之权，反操自药肆，其自顾招牌，以图驰名者，尚堪见信。有一种市利之徒，贪营之心重，则利济之志泯，得一药则赚一药之利，制一药则损一药之功，以伪补注释乱真，以贱抵贵，巧诈相尚，夭札生灵，其流弊伊于胡底①耶。余世读《活人书》，自束发仰承庭训，即闻有伪药之弊，阅历虽久，闻见难周。今春上元旋乡，与翕如从弟谈及，渠复示伪名三十余味，书将脱稿，又承郭表弟叔雅检示十六味，重为辨纂。不意四十年来，假药混售，有许多名色，病家罔识，药贩昧良，若不详细研究，大声疾呼，则草菅人命，未始非医者之咎也。故不避嫌怨，著为《条辨》。知我罪我，亦听诸人矣。岂有他哉，不得已也。

光绪辛丑仲春之月谷日

闽县郑奋扬肖岩谨识于袖海庐

---

　　① 伊于胡底：到什么地步为止，不堪设想的意思。

伪药条辨例言

此书专为辨别药之真伪而作。凡药性、气味、功用，行何经络，专治何病，各家本草业已详明辨释，故考证从略。

诸药有天生地产之正所，则为道地正品，若土人迁地移栽地土不宜之处，即是不良。或亦兼产遍地，皆称道地者。

书中所列伪名，如大小稀、副先、冲剪等类，乃药肆通称之名，非假药之本名，欲绝流弊，先记伪名。

药之形色气味，经药肆锉切之后，不易辨识，故是书仅就药之本质者证而言之。

所辨伪药，只就闻见所及言之，尚望海内高明，匡①其不逮。

---

① 匡：辅助，帮助。

劝戒刍言①

劝办药宜真也 余闽人，在闽言闽。闽地僻处海峤②，凡两广及外洋要药，皆自香港办来，江、浙、川、陕、辽、冀各地道皆自上海办来，全省大小药肆多向南北帮购置。此书所列伪药，十有六七非闽省所产。药栈为药店领袖，必当办运真药以利济群生。回忆二十年前药帮传单议禁，实为无量功德，不意日久玩生，禁者自禁，而售者自售。夫药之真伪，医家病家，固未能周知，药栈无不知之，明知故作，又奚可哉。窃愿好善君子，存仁交义取之心，矢③济世济人之志，清流塞源，永远禁绝，则广种福田，不仅鄙人持一瓣香祷祝以求之耳。

劝贩药宜审也 凡药栈之庄友，药商之经手，一切办货批货，均须验明正地道货色，如遇有假药，货宁缺而不买，价虽贱而不收。存利济之善心，绝钻营之贪念，即外府州县，穷乡僻壤，客载来省购货，亦须认货交易，勿贪小利而昧天良，勿便私图而害人命。语云：救人一命，胜造七级浮屠。彼苍福佑善人，报施原不爽也。

劝买药宜慎也 凡病家请医治病，为其欲愈也，有真方无真药，卢扁④莫何。凡一方到手，须问明方中有无要药，特向药铺只取真药，不论价钱。与其服伪药数十剂而无功反害者，何如服真药一二剂而奏

---

① 刍言：浅陋的言论。多用为自谦之词。
② 海峤：海边山岭。
③ 矢：通"誓"。发誓。《诗经·卫风·考槃》："永矢弗谖。"
④ 卢扁：即古代名医扁鹊。因家于卢国，故又名"卢扁"。

效如神也。勿先评价钱而后购，勿第贪便宜而相商，凡方中有涉假药者，尤宜审问而明辨之，自不至为其所误矣。

劝用药宜谨也 医为司命之人，临症开方，凡方中有涉及假药者，须与病家详说某药有假，购药时切宜明辨，为之提醒，自不知坠其术中。在我稍费片言，于人受益非浅。至贵重之品，如人参、牛黄、麝香、琥珀、海狗肾、麒麟竭、珍珠、阿胶、犀角、羚羊之属，尤宜谨慎，倘无真药，徒费病家之钱，于病无济，必不得已而用之，须嘱力求真品，或能稍收功效。吾愿同志诸君，力挽颓风，随时随地，留心察访，严别真假，以立吾道之防，则活人之心，差堪①稍慰已。

劝买宜诚也 项元麟②曰：病家买药，原系去病求生，固非泛常日用者可比，幸勿希图价廉，多打折扣，过意拖欠，使彼货卖之家，折本含怨。请思经营问利，谁甘亏折，不得已将形色相似者代之。孰知云泥之隔，冰炭之殊。买药者惟图价值便宜，服药者亦大受其损矣。病情轻，尚可苟延残喘；病情重，以致殒命捐躯。买卖之际，生死交关，其可不慎？况世俗皆以药业为暗行，不知其如何利息，殊不知剔选正药，去头除梢，再去泥杂没屑，沾惠甚微，偶或骤让，甚至净欠不还，以致卖者进货折本不计。所以买者贪而无诚，而卖者作伪，亦毋怪其然矣。又有土人商贾，鱼目混珠，来路不清，亦非关药肆之弊，乃进货者经验阅历不到，受人欺骗耳，罪在奸商贪利忘义之徒。总之药之良窳，关人生命，宜各本天良，搜精探髓，不避天下射利者恚怒，恪遵天道好生为念。卖者，买者，思之，味之。

---

① 差堪：略可。
② 项元麟：清代医家。著有《本草明辨》。

目 录

卷 一

卷 二

卷 三

卷 四

卷 一

山草部

人参一

真人参，以辽东产者为胜。连皮者，色黄润如防风；去皮者，坚白如粉。肖人形，有手、足、头面，毕具香，有神，故一名神草。产于地质最厚处，性微温，味甘兼味苦，生时三丫五叶，背阳向阴，故频见风日则易蛀。陶贞白[1]云：纳新器中密封，可经年不坏。李言闻[2]云：凡生用，宜咬咀，熟用，宜隔纸焙之。或醇酒润透，咬咀焙熟。并忌铁器切片。月池翁尝著《人参传》二卷，言之甚详，不能备录。近代货缺价昂，假者皆以沙参、荠苨[3]、桔梗采根造作乱之。考沙参体虚无心而味淡，荠苨体虚无心

---

[1] 陶贞白：即陶弘景，南朝齐、梁时期的道教思想家、医药家、炼丹家、文学家。字通明，自号华阳隐居，谥贞白先生，丹阳秣陵（今江苏南京）人。

[2] 李言闻：明代医家。字子郁，号月池，湖北蕲春人。为李时珍之父，邑中名医，尝任太医院吏目。

[3] 荠苨：药草名。又名地参。根味甜，可入药。明代李时珍《本草纲目·草一·荠苨》集解引陶弘景曰："荠苨根茎都似人参，而叶小异，根味甜绝，能杀毒，以其与毒药共处，毒皆自然歇，不正入方家用也。"

而味甘，桔梗体坚有心而味苦。而人参体坚有心而味甘味苦，自有余味。煎之易烂而渣少，气味形色，原自可辨。所恨谋利之徒，伪造混售，以乱真品。甚至因人参价贵，有以短折长者，谓之接货。以小并大者，谓之合货。必先用水潮过，原汁已出，又用粉胶黏扎蒸烘做成，力薄而易变。又有以汤泡参自啜，乃晒干烘燥，做色复售，谓之汤参。江淮所出土木人参，多荠苨混充，层出不穷，欺人太甚。今欲辨真伪，不如用苏颂之一法，但使二人同走，一含人参，一空口，度走三五里许，其不含人参者必大喘，含者气息自如，其人参乃真也。然必使年岁体气相若之人，行之方准，否则反至误事。夫富贵人平时卫生[1]，喜服人参，误购赝品，虽无裨益，尚未大害。倘购假参以治大病，则害立见，匪特[2]不能升提中气，抑且反贼脏阴。盖荠苨、桔梗、沙参，性皆降下，如上损下损，虚寒之体，垂危之症，服之则去生反速，吾见亦多矣，可不慎欤？

炳章按：人参，多年生草根也。长者八九寸，短者二三寸。略似人形，故名人参。产吉林，以野参为贵，故又谓吉林参，或曰野山参，叶似掌状复叶。《东陲游记》[3]云：辽东人参，产宁古塔，即今吉林宁安县地。四月发芽，草本方梗，对节生叶，叶似秋海棠。六七月开小白花，花白如韭，大者如碗，小者如钟。八月结子，若小豆而连环，色正红，久之则黄而扁。初生一丫，四五年两丫，十年三丫，久者四丫，每丫五叶，茎直上。即《扈从东游日记》所谓百丈杵也，高者数尺余云。考其产处，有人工

---

① 卫生：养生，保护生命。
② 匪特：非但，不仅。匪，通"非"，表示否定。《易经·涣卦》："匪夷所思。"
③ 东陲游记：清末甘肃新疆巡抚袁大化编著。陲，边疆。

培植者，有天然野生者。如为凤凰城及船厂产者，种植为多。而宁古塔产者，野生为多。总之人参野生，历年愈久，性愈温和，其精力亦足，因其吸天空清静之气足，受地脉英灵之质厚，故效力胜也。吴渭泉云：真野生人参，山中少出。今市肆所售，皆秧种之类。其秧种者，将山地垦成塾土，纯用粪料培养之，受气不足，故质不坚，入水煎之参渣即烂，嗅之亦无香味。阴亏之证忌用。故秧种一出，而参价遂贱。而野山真参，更不可得也。因野参采取难，且出额少。不使其年久滋养长大耳。又且产参之山险峻，多虎狼毒蛇，故走山者，常有伤生。《东陲游记》又云：走山采参者，多山东、山西等省人。每年三四月间，趋之若鹜，至九十月乃尽归，其组织以五人为伍，内推一人为长，号曰山头。陆行乘马，水行驾威弧（以独木雕成，首尾皆锐），沿松花江至诺尼江口，登岸随山头至岭，乃分走丛林中，寻参枝及叶。其草一茎直上，独出众草，光与晓日相映，得则跪而刨之，日暮归窠，各出所得，交山头洗别，贯以长缕，悬木晒干，或蒸而晒之，晒干后，有大有小，有红有白，土人贵红而贱白，大抵生者色白，蒸熟则带红色。近世以白者为贵，名曰京参，其体实而有心，其味甘微兼苦，自有余味，即野山真参是也。《龙江乡土志》云：野山参，有米珠在须，其纹横。秧子参多顺纹，无米珠。所谓秧种者，即凤凰城及船厂产者是也。凤凰城之货，形色白秀，体松而瘦长，皮色多皱纹，皮熟者少，味甜，因用糖汁煮过，无余味。近人所谓白抄参、移山参、太子参，皆其类也。船厂产者，其地二百里内外，所产较凤凰城稍坚实，且红润可观，味苦微甘，其空松者亦多，俗所谓厂参，今俗名石渠子是也，皆不道地。如郑君所言有沙参、荠苨、桔梗做充之品，而近时则所未见未闻。且人参形状，代有变态。据近时辨之，体态宜坚白，皮宜细紧，有横皱纹。芦蒂宜凹陷，丫节宜多。丫节多，年分多也。味宜甘中兼苦，要有清香气而有回味，方是上品，否则皆属侧路，不可不知也。

别直参 二

别直参，即高丽参，以野山所产为上品，近日价值甚昂。有以副野伪充者，即新山所产也，色白味淡，纹稀，虚寒之体，服之作泻，且煎熬之后，参片糜烂，不比真者参片完固，以此辨之，便知真伪。闻又有抄参、糖参二种，以之混充，则殊碍卫生。

炳章按：抄参、糖参二种，乃人参之种参。前人参条下已辨明，与别直不同，别直，产韩国，即古之高丽。其产参之地，如京畿道之松都、龙仁，平安道之江界，全罗道之锦山，忠清道之忠州，其间以松都产者为最胜。红参制造官厂在焉，其地在韩京之北二十余里，四面皆山，居北纬三十八度，寒暑之差殊甚。如松都产者，以金刚山出者，曰金刚参，为最上品，即今正官别直也。而拳头参次之，且有官私之别，红白之分。官参，松都所产，由义州出关，加以重税；私参，别处所出，多偷漏出口，故曰私也。《广报》云：白参虽不行于内地，而实则红参鲜时亦是白参制成，不过加附子水以酿其色，价且较白参为昂。及考其性，红参又远不逮白参之和平，故土人无食红参者。盖别直虽为种品，如历年愈久，质味愈良，古时每栽七年而采，后则五年而采。近世韩国割让日本，日人多精农学，教以人工栽培速成之法，三年即能采买。故其受气逐年薄弱，而性味效能亦年不如年也。凡辨真伪，若真正官别，体态圆方形而直，芦头大，与身混直而上，皮面近芦有细横皱纹，中身细直纹，权须则无纹，味苦兼微甘，鲜洁而有清香气，煎淘多次，汁清而参仍不腐烂，此为最上之品。近时射利之徒，多以厂参伪充，即俗所谓扁刚、石渠子是也。考厂参中身大，芦头小，颈细，权下亦粗圆而大，皮纹直而粗，味苦而兼涩，煎淘汁混，参亦腐化，以此可辨为赝品。苦厂参以矿灰同贮藏年余，参性受灰炕燥过度，形质因此坚致，煎之亦汁清不烊，其味仍苦兼涩，总不若真别直质味之清香鲜洁也。

剪口参 三

伪名冲剪，以太极参及大小稀头尾，假冲洋参剪口，色白，味不苦。按剪口之货，吾省盛行，才有数年，因参价钱昂贵，市肆将洋参头尾切下，名为剪口。昧者不知，疏方竟用剪口参。考诸本草，未闻有剪口之药，今即洋参，可用连类而成。为爱惜物力起见，孰料又有一种冲剪为之混乱耶。奉劝医家勿用，病家勿购，则不为冲参所误耳。

炳章按：剪口参，种类甚多，如参头、东条、别折、大尾、中尾、细尾、夹尾之类是已。所云剪口者，乃是闽地药家之命名耳。郑君所云洋参剪口者，即东条也。以东洋参之尾，蒸熟干之。大尾、中尾、细尾、夹尾等类，皆从船厂参（即石渠子、扁刚参）旁枝剪下，以枝条之粗细，分大、中、细、夹等尾名目。近今市售，伪名别条是也。又有别折一种，以扁刚参之形态不正者，剪去头尾，名曰参头，其中身名曰别折，皆为侧路，藉以混乱别直参也。若中虚者误服之，立时胸腹胀满，医者不可不知也。

西洋参 四

西洋参，皮色微黄者，以小稀充之，皮色纯白者，以冲白掭之，其味不苦。又以苦参煎汤，浸而晒之，虚寒之体，误服即泻。花旗所产，又有一种肉色黄者，价最贵，竟以新山之太极参伪充之。近人方剂喜用洋参。若以贵价买假药，且于病无益而有害，洵堪浩叹。用者慎之。

炳章按：西洋参，形似辽参而小，产于美国。向来只有光、白二种。近时更增毛皮参一种。因光参由日本人作伪，以生料小东洋参，擦去表皮，名曰副光，售与我国。贪利市侩，伪充西参以害同胞，天良丧尽，耻莫大焉。盖西参滋阴降火，东参提气助火，效用相反。凡是阴虚火旺，劳嗽之人，每用真西参则气平火敛，咳嗽渐平。若用伪光参则反现面赤舌红，干咳痰血，口燥气促发现诸危象焉，以致医者见西参有裹足不前之感。故近年美商有不去表皮之毛西参，运入我国，意在杜绝某国狼人之作伪，讵①知通行未逾十年，而某国原皮伪毛参又混售市上。病家服药，可不慎欤。伪西参之为害即如此，而卒不能革除者，何也？因真西参之价，每斤八九十元，而伪参每斤仅八九元耳。贩卖真参者，得利甚微，混售伪参则利市十倍。我国商人大抵目光浅短，素少公众道德观念，只知孳之为利，不顾有害于民众，作伪者所以有如是之盛也。

至欲鉴别其真伪，必须分气味、形色、性质。真光西参，色

---

① 讵：岂，怎。

白，质轻，性松，气清芬，切片内层肉纹有细微菊花心之纹眼，味初嚼则苦，渐含则兼甘味，口觉甚清爽，气味能久留口中。若副光伪参，色虽白，质重而坚，内层肉纹多实心，无菊花心纹眼，亦无清芬之气，嚼之初亦先苦后甘，数咽后即淡而无味，不若真者能久留口中。毛西参，皮纹深皱，微灰黑色，内肉松白，质亦轻，性松，气清芬，味苦兼甘，含咽清爽鲜洁为道地。伪毛参，皮纹深陷，质坚实，味微苦中兼微甘，后即淡而兼涩味黏舌者，此即伪也。如郑君所谓苦参煎汤浸入，亦非其本有之味也。苟误用之，亦属有害无益。愿卫生家注意之。

东洋参 五

以东洋新山所出之参，皮肉俱白，味淡不苦者伪充之。虚寒之体不宜服，服之则泻。按老山太极参，产东洋，皮色黄，肉带老黄，扁而横纹，中有菊花心者为贵。市肆所办，凤记以上至旭记字号，均皆可用，价亦不昂，用者当知所择也。

炳章按：东洋参，为熟参之一种。日本云州产者曰老山参；会津产者曰新山参。老山参形条边圆，或三角棱，皮黄白色，近梢处有红点刺，味甘微苦兼微甘，气微香，煎汤清而黄赤色者为道地。新山参形条混圆，皮色黄白而淡，无红刺点，气味较老山参淡薄耳。又如日记一种，形条虽极粗，然色白无神，味兼涩，煎汤混浊，如淡米泔，切片贮藏，能起白霜。此种参出于阴山肥土，用人工栽培二年即成，为侧路，实不堪入药用。若老山参，栽于阳面之山，得天然阳气最足，凡阳虚气陷，久痢脱肛之症，尚有寸效。至于宇宙、天凤等记为名者，非分高下，实辨别枝条大小而作记号也。新山、老山，皆以大小为记。用者总以认识货物，辨明高下为主要，亦不能以包袋为标准，缘包袋可改换耳。

人参叶 六

人参叶，乃辽东真参之叶。气清香，味苦微甘，其性补中带表，大能生胃津，清暑气，降虚火，利四肢头目。浸汁沐发，能令光黑而不落。醉后服之，解酲[①]第一。以色不黄瘁，绿翠如生，手揉之有清甜香气者，真品也。率多参客带来饷客，颇不易购。市肆所售参叶，不知何种树叶伪充，勿服为是。

炳章按：项元麟云，各种参叶形状相似，难分真伪，然皆苦寒损气败血之物，未可视为补药。此乃益中含损，如麻黄发汗，根节反止汗之意。赵恕轩[②]云：大率补者多在根，叶乃枝节之余气，不可以言补也。参叶虽禀参之余气，究其力止[③]能行皮毛四肢，性带表散，与参力远甚。近时妇人以参叶塞于发内，能令光黑而不落，醉后食之解酲云云，未识验否。然观近时市上通行者，决非树叶伪充，惟何参之叶，且难断定耳。

北沙参 七

伪名洋沙参，色带黄，味辣不甜。又有南沙参，皮极粗，条大味辣，性味与北产相反。按此沙参色白条小而结实，气味苦中带甘。故《本经》云微寒，又云补中益肺气。于以上所述二种之伪品，味既辛辣，又安能补益乎？

炳章按：北沙参，山东日照县、故墩县、莱阳县、海南县

---

① 解酲（chéng 成）：消除酒醉状态。
② 赵恕轩：名学敏，号依吉，清代钱塘（杭州）人，著有《本草纲目拾遗》。
③ 止：只，仅仅。

俱出。海南出者，条细质坚，皮光洁色白，鲜活润泽为最佳。莱阳出者，质略松，皮略糙，白黄色，亦佳。日照、故墩出者，条粗质松，皮糙黄色者次。关东出者，粗松质硬，皮糙呆黄色，更次。其他台湾、福建、湖广出者，粗大松糙为最次。不入药用，惟无外国产。所云南沙参为块根，亦能补肺。郑君云有辣味，或别有一种耳。

党参 八

党参种类不一。《纲目拾遗》引《翁有良辨误》云：党参功同可代人参，皮色黄而横纹有类乎防风，故名防党。江南徽州等处呼为狮头参，因芦头大而圆凸也。古名上党人参，产于山西太行山、路安州等处为胜。《百草镜》有云，亦有白色者，总以净软壮实，味甜者佳。嫩而小枝，名上党参。老而大者，名防党参。味甘平，补中益气，和脾胃，除烦恼，解渴，中气微虚，用以调补，甚为平安。今有川党，盖陕西毗连，移种栽植，皮白味淡，有类桔梗，无狮头，较山西者迥别，入药亦殊劣不可用。近肆中一种黄色党参，有用栀子熬汁染造者，服之涌吐。更有一种小潞党参，皮色红者，乃矾红所染，味涩不甘，皆赝物也。用者宜明辨之。

炳章按： 前贤所谓人参，产上党郡，即今党参是也。考上党郡，即今山西长子县境，旧属潞安府，故又称潞党参。其所产参之形状，头如狮子头，皮细起皱纹，近头部皮略有方纹，体糯糙黄色，内肉白润，味甜鲜洁，为党参中之最佳品。其他产陕西者，曰介党，亦皮纹细皱，性糯，肉色白润，味鲜甜，亦为佳品。如凤党皮纹虽略糙，性亦糯软，味亦甜。产四川阶州文县者，曰文元党，皮直纹性糯味甜，芦头小于身条，皆佳。又一种川党，俗称副文元，产川陕毗连处，性粳硬，皮粗宽，纹粗，肉色呆白，味淡，为次。产禹州者曰禹潞，产叙富者曰叙富党，皆粗皮直纹，性硬，肉燥，呆白色，味淡，皆次。产关东吉林者，曰吉林党，皮宽粗而糙，头甚大，如狮子头，肉白燥而心硬，味淡有青草气，价甚贱，为党参中之最次，食之腹满。其余种类甚多，未及细辨。总之以皮纹细横，肉白柔润，头小于身，气带清香，味甜鲜洁者皆佳。若皮粗肉坚或松，味淡，气腥如青草气者，皆为侧路，以此分别，最为明晰。如郑君云：有用栀子煎汁染造者，及皮红以矾红所染者，云云，此等赝物，我江浙未之见也。

田三七 九

假田三七即莪术假造混充，误人匪浅。按田漆即山漆，一名三七，以叶左三右七，故有是名。产广西南丹诸州番峒深山中，采根曝干，黄黑色，团结者状似白及，长者如老干地黄，亦有如人形者。有节，味微甘而苦。能止血、散血、定痛，匪特为金疮圣药。或云试法以三七糁猪血中，血化为水者真，用者不可不明辨也。

炳章按：三七，原产广西镇安府，在明季镇隶田阳，所产之三七，均贡田州，故名田三七。销行甚广，亦广西出品之大宗也。有野生种植之分，其野生形状类人形者，称人七，非经百年，不能成人形，为最难得，最道地。前广西百色商会吴宝森君，购得人七一枚，送沪陈列。其他普通野生者，皮黄黑色，肉色黄白兼红润皆佳。种植者，如绿豆色亦佳，黄色次之。产湖广者，名水三七，黄黑色，皮皱有节，略次。产广东者，名竹节三七，形似良姜，有节而长，色淡红。别有用处专能。如无节苗者，名萝卜三七，皆次。顷广东出有一种，有芦肉色白，名新三七，更次。伪者以白芷做成。实害人匪浅，不可不辨也。

丹参 十

丹参，古出桐柏川谷，今近道处有之。其根赤色，大者如指长尺余，一苗数根，气味苦，微寒，无毒。主治心腹邪气，寒热积聚。《本草经》原文历叙功用，末加益气二字，盖益正气所以治邪气也。近今市肆有一种土丹参，服之极能散血，又奚有益气之功，不知用何种草根混充，殊可恨也。

炳章按： 丹参产安徽古城者，皮色红，肉紫有纹，质燥体松，头大无芦，为最佳。滁州全椒县形状同前，亦佳。产凤阳、定远、白阳山、漳浦者，芦细质松，多细枝，次。产四川者，头小枝粗，肉糯有白心，亦次。郑君所云土丹参，或即川丹参也，抑或福建土产之一种，别具形态，余未之见也。

黄芪 十一

伪名介芪，介或作盖，条硬无味，色白不黄。按黄芪以山西绵上出者为佳，故一名绵芪。色黄带白，紧实如箭竿，故又名北箭芪。折之柔韧如绵，故能入肌腠而补气。若介芪之呆劣，又安可用乎？闻盖芪性极发散，有人误服，汗流不止。其性与绵芪大相反，用者当明辨之。

炳章按： 黄芪冬季出新，山西太原府里陵地方出者，名上芪。是地有大有、大成、义聚成、育生德等号货卖，双缚成把，其货直长糯软而无细枝，细皮皱纹，切断有菊花纹，兼有金井玉栏杆之纹。色白黄，味甜鲜洁，带有绿豆气，为最道地。又大同府五台山出，粗皮细硬，枝短味淡，作小把为台芪，俗称小把芪，略次。亳州①出者，性硬筋多而韧，肉色黄，为亳芪，俗称奎芪，亦次。陕西出者为西芪，性更硬，味极甜，更次。蛟城出者为蛟芪，枝短皮粗无枝，极次。四川出者为川芪，小把，皮红黑色，性硬筋韧如麻，味青草气，为最下品。服之致腹满，最能害人。凡外症疮疡用黄芪，如阳痈托毒化脓及虚体痘疮四陷，皆用生，阴疽补托转阳用炙。皆须太原产之上芪，立能见效。若以侧路杂芪充用，则为害甚烈，不可不辨矣。

於术 十二

白术种类甚多，云术肥大气壅，台术条细力薄，宁国狗头术皮赤稍大，皆栽灌而成，故其气甚浊，却少清香之味，当以浙江於潜野生者，名於术为第一。一名天生术，形小有鹤颈甚长，内有朱砂点，术上有须者尤佳，以得土气厚也。据土人云：产县后山脉及黄塘至辽东桥一带，西流水四十里地之术，方有朱砂点，他处则无。但野术入口，味甜气极清香。总以白为佳，以润为妙。近有一种江西种术，其形甚小，与野术相似，虽有鹤颈而甚短，其体坚实，其味苦劣。不可用。货者多以此混充於术，是不可以不辨也。

炳章按：天生野於术，体轻质瘦小，性糯味甘，色紫，皮细宽而层叠，芦软而圆，有凤头鹤颈之象，切开有朱砂斑点，气

---

① 亳（bó 博）州：地名，在安徽省。

甚香，即郑君所云於潜山黄塘至辽东桥一带出者是也，为最佳品，不易多得。他如近於潜山各山，亦得其山脉余气，野生者亦佳。然芦硬皮不层叠，亦有凤头鹤颈之形，其他邻县所出。别有一种，亦凤头鹤颈，软芦如小算子而圆，切开亦有朱砂点，质燥味薄，气不甚者，价亦廉，俗名钮扣术，近时有充湖广术者。郑君所云江西术，或即此也，亦次。更有冬术移种於潜，名种术，颗甚大，重两大者十余两，小者五六两，皮黄肉白，无晕，亦有朱砂点，味甘兼辣，近时市肆作於术者此也，亦不甚佳。其带叶者名带叶术，伪充野术，装玻璃盒，官场赠送为礼品，此皆侧路也。又有南京茅山出者，曰茅术，亦有朱砂点，味甘辛，性糯形瘦长有细须根，利湿药中用之，亦佳。泗安产者，形类毛术，性燥，味甘辣，切片逾日起白霜，亦次。惟术之种类甚多，就与於术有类似关系者，约辨数种，余概略之。

天门冬 十三

天门冬，始出奉高山谷，其根白色或黄色，柔润多汁，禀水精之气，而上通太阳，气味甘寒无毒。主治诸暴风湿偏痹，强筋骨，杀三虫，《本经》列为上品。闻有用福州小番薯，炊熟晒干伪充，良可慨已。

炳章按： 天门冬，浙江温州、台州俱出。肥大性糯，色黄明亮者佳，鲜时用矾水泡透，剥去外皮晒之。大小有提、拣、统之别。四川、山东、福建、河南、陕西亦产，总要肥壮黄亮，糯润者皆佳，伪者尚少。

麦冬 十四

伪名洋麦冬，色极白，味苦不甜。按麦冬古时野生，凌冬青翠，宛如麦粒，故名麦冬。今江浙多莳植之，根色黄白，气味甘平，质性滋润，禀少阴冬水之精，上与阳明胃土相合，为上品服食要药，奚容伪物混充，而误人不少乎。

炳章按：麦门冬，出杭州笕桥者，色白有神，体软性糯，细长，皮光洁，心细味甜，为最佳。安徽宁国、七宝、浙江余姚出者，名花园子。肥短体重，心粗，色白带黄，略次。近时市用，以此种最多。四川出者，色呆白，短实，质重性硬，亦次。湖南衡州来阳县等处亦出，名来阳子，中匀，形似川子，亦不道地。大者曰提青，中者曰青提，小者曰苏大，曰绍大等名目，以枝头分大小耳。

天① 花粉 十五

伪名次花粉。闻此种系马前头混充，其性不可知，匪特不能生津止渴，且服之令人头晕目眩。按花粉即栝蒌根，秋后掘者结实有粉，夏日掘者有筋无粉。入土最深，皮黄肉白，气味苦寒，能启在下之水精上滋，厥功甚伟，所在皆有。价亦不贵，货者偏以伪乱真，藉博蝇头之利，其居心尚可问乎？更有一种洋花粉，无筋色白而嫩，其块较大，或云系洋粉伪造。煎之即腐烂，皆无益之品，幸勿误服也。

炳章按：花粉，江苏、上海南翔镇等处出为山花粉，皮细

---

① 天：原缺，据目录补。

结，肉白，性糯，无筋，起粉，为最佳。亳州出为亳花粉，性糯色白，无皮无筋，亦佳。嘉定古城、江北通州等处皆出，亦名山花粉，皮色黄，有筋，略次。山东关东出者，为洋花粉，极大，质松多筋，色黄白，为最次。郑君云：洋粉伪造即此，实非伪造，因其质松，如粉作造，非真以粉可造也。

黄连 十六

伪名广连，即洋川连。色不黄，中有花点，皮黑，面有毛。按黄连以四川雅州出者为佳，故名雅连，形如鸡距，故又名鸡爪连。气味苦寒，色极黄，易于辨识。近有办峨眉山所产者，价值甚昂，漳泉人最喜购之。若此种广连，色不黄则名不称，性味既殊，功用自劣，误服之则贻害多矣。

炳章按： 黄连，背阴草根也。苗似茶丛，经冬不凋。生于深山穷谷，幽僻无日照之处，必得凝寒之气者为上。八九月出新，种类甚多，随地皆产。且有野生、种植之别。惟四川野生者多佳品，为治疗上之要药。兹将其产别种类之形态，详别于下：四川峨眉山产者曰峨眉连，芦软而绿，刺硬皮黄，切开空心，有菊花纹金黄色者，为最上品。漳州野出者曰漳州连，芦头中空而圆，有硬刺，色黄带青，头尾均匀，切开亦有菊花纹，亦佳。马湖所出者与峨眉山连相似，亦软芦硬刺，皮色青带黑，首尾一样，有节，均为佳品。紫宕沟、瓦屋山二山出者，瘦小有蜂腰，皮毛柔，软芦硬刺，亦佳。以上皆为川水连。亦有新老山之别，如新山则条短刺硬，皮黑色，软芦多绿嫩者佳。老山则细长，芦软刺少而硬，色黄老者为最佳。此皆野山出品，打箭炉出者，亦曰水连，皮黑刺少，无芦头，有杈枝，色黄，略次。重庆种出者曰母珠连，硬芦而扁，头粗尾细，色黄，更次。峒山种出者曰峒连，芦扁硬，刺略软，色黄，切开空松者，亦次。四川石柱厅种出者曰味连，形似鸡爪连，亦次。嘉定管高庙所出者曰嘉定连，俗名母连，种后五年出土，皮如鳞甲，肉色黄而带红，亦次。雅州产者曰雅连，冈山产者曰冈连，皆次。南川金佛山产者曰金山连，芦长连少，亦次。以上皆四川产也。云南野出者曰云景连，体松芦软，形似鸡脚爪，无芦刺少，皮黑肉色黄，亦次，种者芦硬刺软更次。广西产者曰新山连，皮光色黄，质重，断则淡黄色，亦甚次。处州出者曰土连，皮黑肉实心，淡黄色者，味虽苦回味兼甜，亦极次。奇会工出者曰会连，形似母连，皮略黑，肉空松，乃马所食，不入药用。鸡屎连色黑细小，断则绿色而淡，亦极次，不入药。近有日本产者曰洋连，形色略同，皮光而有毛刺，肉色淡黄微白，更次，亦不堪入药。自云连至洋连终，俱属侧路伪品，服之甚为害人，医者与病家皆宜注意之。

川贝母 十七

伪名鲁贝，粒扁，洗后皮脱，其粉即出。按贝母惟川蜀出者为佳，其子在根下，内心外瓣，其色带白，如聚贝子，故名贝母。盖色白，味辛，生于西川，故属肺金之药。浙贝尚不可混用，况鲁贝乎。更有一种名西珠贝母，系山慈菇伪充。又有一种伪货，名西贝，其性不能润肺化痰，更相反也。

炳章按：川贝，四川灌县产者，底平头尖，肉白光洁而坚，味微苦兼甘，为最佳。平藩县产者，粒团质略松，头微尖，肉色白而无神，味亦微苦兼甘，亦佳。叙富产者，颗大而扁，肉白黄色，质松味淡，为次。鲁京州大白山、松盘等处产者曰鲁京川，黄白色，头尖，亦次。湖北荆州、巴东县产者，皮色带黑，性硬而光，头尖，肉呆白色，味苦，更次。陕西新开山产者曰西贝，或名尖贝，颗扁头尖，味甚苦，更不道地。郑君所云或指此种，然非山慈菇伪充，所云珠贝者，即小象贝也。盖川贝中有独颗不分瓣，不作二瓣合抱，皮无皱者，名单龙精，宜拣去之。误服令人筋脉不收，惟用黄精小蓝汁可解之。

川贝粉 十八

今人肺燥咳嗽，每以川贝粉蒸梨，亦清润单方也。讵料射利药肆，研便之川贝粉，率以怀山药研粉伪充。虽山药无毒，其奈有外邪未罢者，服之则留邪，黏痰难出者，服之则助痰，为害匪浅。如用川贝粉，须当面看其研末，方无此弊。

炳章按：项元麟云：川贝粉，市者以象贝漂洗代之，或以小山药、天花粉伪之。余谓未必皆如是，此属少数市侩昧良之行为，非可指普通而言如此也。

秦艽 十九

假艽出秦中，今泾州、鄜州、岐州、河、陕诸郡皆有。其根土黄色，作罗纹交纠，左右旋转。李时珍云：以左纹者良。今市肆伪品，即边秦，有毛，其枝尚小，匪特左右纹难辨，不知何物混充，又安能疗病乎？

炳章按：秦艽，陕西宁夏府出者，色黄，肥大，芦少，左旋者佳。山西五台山亦出，皮色略黑，肉黄白色，亦佳。以上皆名西秦艽。湖北产者，条细质松，毛屑较多，名汉秦艽，为次。

银柴胡 二十

味淡，芦头又大，不知何物伪充。按银柴胡以银州及宁夏出者为胜。气味甘，微寒，无毒，蒿长尺余，色微白，力弱于北柴胡，即银州之软柴胡。专治骨蒸劳热，不但清热，兼能凉血，《和剂局方》治上下诸血，龙脑鸡苏丸中用之。凡入虚劳方中，最为相宜。用者须购真银柴胡为要。

炳章按：银柴胡，陕西宁夏府、甘甫州及山西大同府皆产。选肥大、坚实、色白、软糯、无沙心者为佳。伪者尚无。又按《经疏》云：柴胡有二种，一种色白而大者，名银柴胡。《逢原》云：银柴胡，银州者良。今延安五原城所产者，长尺余，肥白而软。《百草镜》云：出陕西宁夏镇。二月采叶，名芸蒿，长尺余，根微白，即银柴胡。《药辨》云：银柴胡，出宁夏，形似黄芪。参合诸说，与近今市肆所备，亦相符合。据余实验，凡治虚劳肌热，骨蒸劳热，热从髓出及小儿五疳羸热，用之颇效。若用北柴胡则升动虚阳，发热，喘咳嗽，愈无宁乎。周一士云：热在骨髓者，非银柴胡莫瘳。前人有不识药品之形态，往往妄评银柴胡为赝物，岂可不辨，以淆惑后人，而使无从遵循乎。

鳖血柴胡 二十一

北柴胡用鳖血制者，原欲引入厥阴血分，于阴虚之体，最为得宜。市肆中有一种伪品，不知何物所制，殊可恨也。

炳章按：鳖血柴胡，以鳖血拌炒柴胡，虑不道地，可以杀鳖现炒，尚非难事。然柴胡之良窳，亦有多种，亦宜审慎辨明。如苏浙通销者，以江南古城产者为多。柴胡者，在地上叶茎为柴，地下根芦为胡。如古城产者，叶绿甚软而短，无硬梗，地下根皮紫黄色，肉淡黄色，形似紫草，尚佳。福建厦门销行者，乃庐州府无会州白阳山所出，装篓运出，梗略硬，或曰北柴胡，略次。山东本地不行。两湖通销者为川柴胡，叶绿黄色，根黑黄色，性糯，味淡，亦佳。他如湖北襄阳出，梗硬者为次。滁州、全椒、凤阳、定远俱出，泥屑略多，尚可用。江南浦阳，有春产者无芦枪，秋产者有芦枪，亦次。关东出者如鸡爪，更不道地。

苦梗 二十二

苦桔梗之根，结实而梗直，故有是名，非木上之梗也。近道处处有之，其根外白中黄有心，味苦而辛。《本经》主治胸胁痛如刀刺，腹满，肠鸣幽幽，惊恐悸气。其一种无心味甜者，荠苨也，一名杏叶沙参，又名甜桔梗，性味功用与桔梗大不相同。近今药肆因苦桔梗价贵，多以甜梗为充。又有一种水口梗，性味更劣，服之安能见功耶？

炳章按：桔梗，出安庆古城山，色白有芦，内起菊花心，味甜带苦者，佳。宁国府泾县出者形味略同，亦佳。其他如镇江、全椒、滁州、白阳山、常州、宜兴、天长、定远、樟渚各县皆出，色黄白，味甜，均不道地。此药乃开提肺气，为手太阴要药，须择色白，性糯，饱绽，味苦而有心者用之。若味甜者，即荠苨也，效用不同，不可混用耳。

土枸杞 二十三

枸杞子，气味甘寒，主坚筋骨，耐老除风，去虚劳，补精气。以陕西甘州所产者为胜。近有一种粒小，色淡，味不甚甘，皆本地所出之土枸杞，非甘州上品也。

炳章按：枸杞子，陕西潼关长城边出者，肉厚糯润，紫红色，颗粒粗长，味甘者为佳。宁夏产者，颗大色红有蒂，略次。东北关外行之。甘肃镇蕃长城边出者，粒细红圆活，味亦甘，此货过霉天即变黑，甚难久藏，略次。他如闽浙及各地产者，旧地皆曰土杞子，粒小，味甘淡兼苦，肉薄性微凉，不入补益药，为最次。

地骨皮 二十四

枸杞以陕西甘州所出者为胜，地骨皮即枸杞之根。《食疗本草》云：气味苦寒，主去骨热消渴。近今市肆所售硬地骨，不知何种草根伪充，闻是风药，其性燥烈，大相反，若误服之，则贻害多矣。

炳章按：地骨皮，非陕枸杞根之皮，乃长江土枸杞之根皮。三月出新。江南古城亳州、苏州江北出者，皮薄性糯，色黄黑，气微香，片大无骨者，为最佳。湖北出者，皮粗厚而大，性硬质松，色黄兼有白斑梗多为次。郑君所云硬骨皮，即此是也。

巴戟肉 二十五

巴戟天，甘辛微温，入肾经血分，强阴益精。产蜀地者佳，如连珠，击破中紫而鲜洁者，伪也。中虽紫，微有白糁粉色，而理小黯者，真也。近有以山豆根混充者，山豆色白，性寒，或醋煮以乱之，则误人不浅矣。

炳章按：巴戟肉，广东出者，肉厚，骨细，色紫心白黑色者佳。江西出者，骨粗，肉薄，略次。浙江台州宁海县出者，名连珠巴戟，择其肉厚软糯，屑少，去骨用肉，亦佳。郑君云山豆根混充，不但效用冰炭，且形态亦全不相类也。

假白薇 二十六

即土白薇，条大而硬，色少带黄。按白薇《本经》名春生，出陕西及舒、滁、润、辽诸处。其根色黄微白，柔软可曲者白薇也；色白微黄，坚直易断者白前也。今此种土白薇或云即白前伪充，形质既异，功用悬殊，万不可误用也。

炳章按：白薇产山东者，根皮赤黄色，内白黄色，形类牛膝实心，头下有细须根，短而柔软可曲。《乘雅》云：根似牛膝而细长，色黄微白，此即白薇，与《本经》之说吻合。陈嘉谟曰：白前形似牛膝，粗长坚直，空心有节，色黄白色，折之易断。乃与近时白前形状亦符合。《本草崇原集说》眉批云：苏州药肆误以白前为白薇，白薇为白前，相沿已久。近调查杭、甬^①药肆，相沿亦与江苏同。近据郑君说福建亦沿此谬习，惟吾绍兴幸早经考定改正。吾望闽、苏、甬各药界，亦当速为改正，免误病家。

假蒙花 二十七

蒙花，一名蒙山茶，一名云芝茶。性寒，能清肺胃之热，故疹病用之尤宜。近今多以近道磚花伪充，则性味悬殊矣。

炳章按：蒙花，三月出新。湖北当归山出者，其花白绿色，白茸毛，净而无梗者，佳。各处出，花碎小，色白黄，梗多者次。

---

① 甬：浙江省宁波市的别称。

仙鹤草 徐友丞来稿 二十八

承赐《仙鹤草非龙牙草辨》，拜读之下，无任感佩，刊登布告，医、病两家实受教益。盖中国素有天产之灵草，得以发扬。彼自命维新学家，学习西医皮毛，唾弃中华医药者，可恍然悟矣。友丞按：光绪丙申年间，有畿东丰润张雨人言刊传仙鹤草图说云：仙鹤草三叶之下，有耳叶者真，无耳叶者非，亦是一考据也。近据会员梅子刚君来函云，据友人肺痨专家陈君言此草屡治血症，甚有效验，并谓不宜红枣同食，以红枣性燥云。梅君又云：用以治瘰疬，甚有效验。

炳章按：毛退之《中西医话》云：龙芽草，多年生草，山野自生，高二三尺，叶为羽状复叶，夏月出花轴，花黄五瓣，实多刺，俗称仙鹤草，治吐血颇效。《百草镜》云：龙芽草生山土，立夏时展苗布地，叶有微毛，起茎高一二尺，寒露时开花成穗，色黄而细小，根有白芽，尖圆似龙芽，顶开黄花，故名金顶龙芽，一名铁胡蜂，以其老根黑色形似之。《救荒本草》云：龙芽草一名瓜香草。生辉县鸭子口山野间，苗高尺余，茎多涩毛，叶如地棠叶而宽大，叶头齐团，每五叶或七叶作一茎排生，叶茎脚上又有小芽叶两两对生，梢间出穗，开小圆五瓣黄花，结实毛菁突，有子大如黍粒，味甜。《植物名实图考》云：此草建昌呼为老鹳嘴，广信呼为子母草，湖南呼为毛脚茵，以治风痰腰痛。《滇南本草》谓之黄龙尾，味苦性温，治妇人月经前后红崩白带，面寒腹痛，赤白痢疾。考诸家学说，并采鲜草察视，再使园中种植，将其生长目睹形状辨之，确是仙鹤草无疑。兹将目睹形态，再辨于下。

总茎圆，根如茜草根，根旁有白芽，叶互生，每茎七叶，尖端一叶，下六叶，两两对生，每对叶下有小耳叶两对，亦对生，叶卵圆形，端尖，边缺曲如锯齿，叶面有糙毛，近根老叶枯萎，则红褐色，性硬不若别种草木叶枯时皆黄也。正茎直上，八月间茎端成穗，开五瓣黄色小花，九月结子，如小米。证诸实验，亦与《百草镜》《救荒本草》《中西医话》之龙芽草亦相符合，治吐血、咯血皆效。徐君所云仙鹤草非龙芽草辨，或误以《百草镜》之紫顶龙芽，或李氏草秘之石见穿。因仙鹤草开黄花，故曰金顶龙芽；紫顶龙芽开紫花，即马鞭草也。《本草纲目拾遗》龙芽草亦收于石打穿下，石见穿云即石打穿。据炳章详细考正，龙芽草当分二种：金顶龙芽即仙鹤草，紫顶龙芽即马鞭草，石打穿即石见穿，别有一物。兹将仙鹤草，实验形态，绘图于后，以便考证。

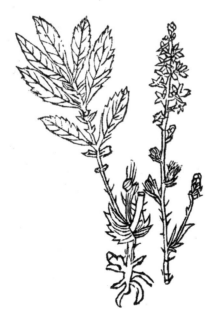

仙鹤草图

卷 二

芳草部

藿香 一

伪名次藿香，气味不香，不知何处所产。更有一种洋藿香，性味更别，叶梗皆然，用之无益而有害。按藿香产于岭南交趾为正地道，故近日由广东办来者为良，气味芬香，功能醒脾和胃，宣气开郁，最得天地之正气，且方茎有节，中虚，叶似桑而小薄，用者当明辨之。

炳章按：藿香，本草名兜娄婆香，产岭南为最道地，在羊城百里内之河南宝冈村及肇庆者。五六月出新，方梗，白毫绿叶，揉之清香气绕鼻而浓厚。味辛淡者，名广藿香。广东省垣各山货行，收买拣净发行，首推巨昌与泰昌为最道地，如雷州、琼州等处产者，名海南藿香，即今所谓洋藿香也。其气薄而浊，味辛辣燥烈，叶细而小，梗带圆形，茎长根重为最次。其他如江浙所产之土藿香，能乘鲜切片，烈日晒干，贮于缸甏，使香气收贮不走，入药效能亦甚强，不亚于广藿香也。

土薄荷 二

土薄荷，色淡无香味，不若苏州所莳者佳，茎小气芳，方堪入药。故陈士良《食性本草》谓之吴菝蔄（菝蔄音拔活），可见薄荷当以吴产者为上品。

炳章按：薄荷，六七月出新。苏州学宫内出者，其叶小而茂，梗细短，头有螺蛳蒂，形似龙头，故名龙脑薄荷，气清香，味凉沁，为最道地。太仓常州产者，叶略大，梗亦细，一茎直上，无龙头形，气味亦略淡。有头二刀之分，头刀力全，叶粗梗长，香气浓厚；二刀乃头刀割去后，留原根抽茎再长，故茎梗亦细，叶亦小，气味亦略薄，尚佳。杭州笕桥产者，梗红而粗长，气浊臭，味辣，甚次。山东产者，梗粗叶少，不香，更次。二种皆为侧路，不宜入药。

荆芥 三

荆芥，《本经》名假苏。味辛性温，臭香，处处有之，本系野生，今多栽种。近有一种伪品，并无香味，又安能治寒热，破结聚，下瘀血而除湿疸乎？

炳章按：荆芥，三月出新，江南孟阿陆宛产者，茎细短，穗多色绿为最佳。太仓出者，穗多气香亦佳。萧山尪山出者，梗粗叶绿，穗少气香，略次。江西、山东产者，梗粗，穗红不香。南京出性硬，皆极次。其他各处皆出。总要梗红穗多，叶绿气香者为道地。

苏梗 四

苏梗，即紫苏旁枝小梗。《崇原》云：气味辛平无毒。主宽中行气，消饮食，化痰涎。治噎膈反胃，止心腹痛，通十二经关窍脉络。近市肆有一种白苏梗，即白苏之梗，既去白叶，无从辨识，叶色既殊，梗性自别，不堪入药，用者慎之。

炳章按：紫苏，江浙皆出，紫梗空心，叶双面皆紫，有皱折纹如鸡冠者，故名鸡冠紫苏，味辛，气甚香，为最佳。又一种绿方梗，叶上面绿，下面紫，香味较淡薄，俗名单面红紫苏，略次。又有一种野生田野，方梗绿叶，惟叶筋紫，气微香而浊，俗为野紫苏，最次，不入药，乃苏梗多属野苏之梗。盖鸡冠苏梗，在五月间连叶带梗嫩时割收，以作苏叶，其梗未老已收，只可作嫩苏梗之用。惟野苏其叶不采药用，任其留存，至九月间收子，以作苏子，拔根以作苏梗，其实皆野苏梗也，为不道地。

前胡 五

真前胡以吴兴产者为胜，根似柴胡而柔软，味亦香美。为疏风、清热、化痰妙药。闻有一种土前胡，其根硬，其心无纹，决不可服。

炳章按：前胡，十月出新，浙江湖州、宁国、广德皆出，颗大光白无毛，性软糯，气香触鼻者佳。若梗硬心白，即土独活之类，与前胡同类异种耳，为不道地。

细辛 六

伪名洋细辛，形虽似而无味。按细辛气味辛温，辽、冀产者，名北细辛，可以入药；南方产者名杜衡，其茎稍粗，辛味稍减，一茎有五七叶，俗名马蹄香，不堪入药。北产者，其茎极细，其味极辛。若此种粗而无味，先失命名之义，又奚有治病之功乎？

炳章按：细辛，六月出新。关东出者，为北细辛，根茎细，青白，气辛，叶少梗多为最佳。江南宁国泾县出亦佳。江宁、句容、滁州、白阳山等处出，皆次。亳州出者为马细辛，山东出为东细辛，均次，不堪药用。

黄菊 七

黄菊，即黄色之茶菊，较家菊朵小、心多而色紫。杭州钱塘所属各乡，多种菊为业。九十月取花，挑入城市以售，有高脚黄等名色，味苦微甘，性平而香，去风除热，明目疏肝，能清眩晕头风。其浙省城头一带所产名城头菊，皆野生城上石缝中，至秋开花，花小如茶菊，香气沁脾，点茶更佳。闻有以本地园中所种之陶爱，一名满天星伪充，形虽似而性不同，且少香味，又安能疗病乎？

炳章按：菊花种类甚杂，惟黄菊产杭州、海宁等处，味苦兼甜，香气甚雅，有蒸、晒二种。蒸菊：将鲜菊入蒸笼内先蒸瘪，再晒，烘焙至燥，其色老黄，收藏朵瓣不散。晒菊：以鲜花烈日晒干，其色嫩黄，朵松花瓣易散，皆道地。城头菊野生城墙阴处，色黄，朵较少，浙名野菊花，亦蒸晒为善，味苦性凉，香气亦佳。以散风清火，解毒消疮肿。凡生危险疗毒，用野菊捣汁一大碗饮之，可免毒气攻心。以燥花作枕，永免头风疮疖。其他如滁菊、白菊，真赝关系，较黄菊犹重，为此再附辨之。

附滁菊　白菊

炳章按： 白滁菊，出安徽滁州者，其采法先剪枝，连花带叶倒挂檐下，阴干后，再摘花，故气味更足，其花瓣细软千层，花蕊小嫩黄色，花蒂绿尖小而平，气芬芳，味先微苦后微甘，口含后香气甚久不散为最佳。出浙江德清县者，花瓣阔而糙，蕊心微黄，蒂大柄脐凹陷，气味香不浓，为略次。

又按：白菊，河南出者为亳菊，蒂绿，千瓣细软无心蕊，气清香，味苦微甘为最佳。苏州浒墅关出为杜菊，色白味甘，又出单瓣亦佳。海宁出者名白茶菊，色白瓣粗，心蕊黄，味甜。多茶叶店买亦佳。江西南昌府出名淮菊，朵小色白带红，味苦，气浊，梗多，亦次。厦门出者曰洋菊，朵大而扁，心亦大，气浊味甘，更次。

金银花 八

金银花，甘平，除热解毒，能和荣卫，疗风养血，除痢宽胀，匪特为疮科要药也。随地皆有，以河南所产为良。近有以黍花伪充，为祸最烈。黍花短小梗多，色黑不香为异，亦易辨已。

炳章按： 金银花，产河南淮庆者为淮密，色黄白，软糯而净，朵粗长，有细毛者为最佳。禹州产者曰禹密，花朵较小，无细毛，易于变色，亦佳。济南出者为济银，色深黄，朵碎者次。亳州出者，朵小性粳更次。湖北、广东出者，色黄黑，梗多屑重，气味俱浊，不堪入药。

土玫瑰 九

玫瑰花，色紫，气香，味甘，性微温。入脾、肝二经。和血调气，平肝开郁。惟苏州所产者，色香俱足，服之方能见效。近有以本地所生之土玫瑰及月季花阴干混售，不可不知。

炳章按：玫瑰花，产杭州笕桥者，花瓣紫红，花蒂青绿色，气芳香甚浓者佳。产湖州者，色紫淡黄红色，朵长，蒂绿黄色，且有小点，香味淡，略次。萧山龛山产者，桃红色，味淡气香而浊，受潮极易变色，为最次。且玫瑰花具有特性，人尿屎浇著立死。凡正月终抽红芽，剪新抽嫩条，每颗二三枝，种斜形，生根较易，次年其花盛开，根旁亦有嫩枝发出，隔二三年宜迁种换地，此花名离娘草，必须移东植西，方得起发。若同园有开红花之果木，如石榴、蔷薇等类，则满园玫瑰，忌不开花。速将夺色之花迁远，则玫瑰及时而开，亦其特性也。

缩砂 十

伪名洋扣，味辣不香，色亦带黄。更有一种广扣，仁大味苦，均非真品。按缩砂仁产岭南山泽间，近以阳春出者为佳，故一名春砂。状似豆蔻，皮紧厚而皱，色黄赤，外有细刺，气味甚香。胡得掺用洋扣、广扣，鱼目混珠，殊可恨也。

炳章按：缩砂，即名阳春砂，产广东肇兴府阳春县者名阳春砂，三角长圆形，两头微尖，外皮刺灵红紫色，肉紫黑色，嚼之辛香微辣，为最道地。罗定产者，头平而圆，刺短，皮紫褐色，气味较薄，略次。广西出者，名西砂，颗圆皮薄，刺更浅，色赭黑色，香味皆淡薄，更次。郑君所说味辣不香，或是西砂，必非洋扣，西砂圆形，惟壳与蔻不同，似难混充耳。

土蜜砂 十一

缩砂仁，在山采下，用蜜生浸，所以杀其燥烈之气也。闻有以原壳砂，水浸透，以蜜煮过，其性仍燥，用者慎之。

炳章按：近时之缩砂仁，外粉白色，内肉紫色，嚼之味辣，气味香，皆广西产，即西砂内仁也。其性质确燥，亦次，不若带壳春砂之为道地也。

小茴 十二

伪名洋小茴，颗粒甚小，毫无香味。按茴香一名莳香，有大小之别。小茴性平，大茴性热，以宁夏产者第一。功能理气开胃，调中止呕，匪特为治疝圣药。若此种不香之小茴，既失茴香命名之义，又安能治病乎？

炳章按：小茴，陕西、宁夏出者，其气香，粒粗短，黄绿色者，道地，去灰屑及梗用。山东出，粒细色绿者次。

川芎 十三

伪名洋川芎，形虽似而味薄，则功用自劣。按芎藭以四川产者为胜，故名川芎，气味辛温，根叶皆香。若此种洋川芎，味薄不辛，安能治病！更有一种南芎，止可煎汤沐浴，皆不堪入药矣。

炳章按：本草一名芎藭，蜀省产地首推灌县。有野生、家种之分，其茎高二尺，叶如芹，分裂尤细，秋间开白花五瓣，为伞形，花序全体芬馥，其根即芎藭也。产地聚集成都、重庆者多，形大圆为抚芎。蓝由县出者，嫩小，曰蓝芎；陕西出扁小，为西芎，皆次。浙江温州及金华出，曰南芎，更次。川芎各处虽出，因地命名，除蜀产者外，皆不道地。近年蜀省产额颇广，足敷全国所需求。所以除川芎外，他如蓝芎、西芎、南芎等，现出产较少，已在淘汰之列。近年日本虽亦有产，其形似是而非，气味尤恶劣，不堪入药，国人亦无购之者。

郁金 十四

郁金，辛苦微甘，气寒，其性轻扬，上行入心及包络，兼入肺经。凉心热，散肝郁，破血下气。出川广。体锐圆如蝉肚，皮黄肉赤，色鲜微香，折之光明脆彻，苦中带甘者乃真。今市中所售者多是姜黄，并有以蓬莪术伪之者。俱峻削性烈，挟虚者大忌，用者慎之。况郁金苦寒，色赤入心；姜黄辛温，色黄入脾；莪术味苦，色青入肝。胡得混售而贻害耶？

炳章按： 郁金，山草之根，野生也。两广、江西咸有之，而以蜀产者为胜。上古不甚重，用以治马病，故又名马蒁，因其形像莪术也。自唐以后，始入药料。治血症有功，本非贵重之品。清初吴乱未靖时，蜀道不通，货少居奇，致价数倍，甚则以姜黄辈伪之者。然其形锐圆，如蝉腹状，根杪①有细须一缕，如菱脐之苗长一二寸，市人因呼金线吊虾蟆，蝉肚郁金是也。其皮黄白，有皱纹，而心内黄赤，锉开俨然两层如井栏。产四川重庆。惟本年生者嫩小而黄。若遗地未采，逾年而收，则老而深黯色，如三七状，为老广郁金。然老郁金治血症，化瘀削积之力胜于嫩者。若开郁散痛，即嫩黄者亦效。乃近年传黑者为野郁金，黄者

---

① 杪（miǎo 秒）：树枝的细梢。

为假，并误其为姜黄，殊不知此物本是野生。若姜黄皮有节纹，肉色深黄无晕；蓬莪色黑无心，最易辨也。然老郁金虽产四川，近今名称广郁金。所谓川郁金，乃温州产也，色黯黑，形扁亦有心，惟不香耳。

子姜黄 十五

子姜黄，气味辛苦而温，是经种三年以上老姜所生。色黄入脾，兼治气，匪特破血除风。闻有以黄北姜伪充，则贻害多矣。

炳章按： 子姜黄，福建邵武出者，色黄，皮黄黑色，有节皱纹者佳。四川产者，名川黄，略次。江南北地产者，色深黄，作颜料用之。广西柳州产者，形似蝉肚，色深黄兼黑者，次，作香料用之。

片姜黄 十六

李时珍云：以扁如干姜形者，为片子姜黄。治风痹臂痛有奇功。今肆中有伪品，即姜黄假充，粒大皮粗，味辣，内不结润，非片子也，勿用为是。

炳章按： 片姜黄与子姜黄，大小块色皆不同。片姜黄比子姜黄大六七倍，切厚片，色淡黄兼黑，边有须根。广东潮州、浙江温州俱出。

丹皮 十七

伪名洋丹皮，肉红，皮黑条大，何种草根伪充，本不可知。按牡丹始出蜀地山谷及汉中，今江南江北皆有，而以洛阳为盛。入药惟取野生，花开红白，单瓣者之根皮用之，气味辛寒而香，皮色外红紫，内粉白，乃心主血脉之要药，奚容以赝品误混，用者当买苏丹皮为美。

炳章按：丹皮，产苏州阊门外张家山闸口者，皮红肉白，体糯性粉，无须无潮，久不变色，为最佳第一货。产凤凰山者，枝长而条嫩，外用红泥浆过，极易变色，亦佳。产宁国府南陵县木猪山者，名摇丹皮，色黑带红，肉色白起粉者，亦道地。滁州同陵及凤阳府定远出，亦名摇丹，有红土、黑土之分。红土者，用红泥浆上，待后其土色红汁浸入内肉，白色变红；黑土乃本色带紫，久远不变，亦佳。产太平府者，内肉起砂星明亮，性粳硬，为次。以上就产地分物质高下，其发售再以支条分粗细大小，以定售价之贵贱。选顶粗大者，散装木箱曰丹王，略细小者曰二王，再下者作把曰小把丹，最细碎作大把者曰大把丹。其产地好歹与粗细，以别道地与否，然皆本国出品，非外国货也。

二
隰草部
33

隰草部 <small>附水草 谷菽</small>

熟地 一

地黄，以怀庆所产为良，一经蒸晒，其色便黑，为熟地黄。以九蒸九晒，透心黑者为佳，中心微黄者次之。闻用红白萝菔，以地黄汁浸透晒干假充，尤宜细辨。

炳章按：地黄，六七月出新，怀庆出者，短圆如卵，细皮，性糯者道地。直地乃出新时压扁捏长，以枝头大小分价目上下。

天津出者，体长皮粗性粳，为次。细者，名细生地，或曰直皮。熟者，以生者洗去泥沙，蒸晒九次者佳。云以红萝卜做就伪充者，此属理想之谈，于形色气味不符，岂可混充。又有鲜生地一种，杭州觅桥出者，长茎，根皮光黄白色，肉白微黄，肥长性糯者佳。河南出者枝亦长，黄褐色，肉白有硬筋，略次。此物以治血热证，鲜用易烂。藏者掘一净土窖，下用干沙泥衬底，面上贮生地一层，再夹沙一层，如是收藏，则少烂耳。

牛膝 二

伪名洋牛膝，与怀牛膝色不同而性自异。按牛膝今时用根，味甘臭酸，其性微寒，惟怀庆及川中出者为真，根皆长大柔润。近道虽有谓之土牛膝，别有治法，古方尚不用之，况此种洋牛膝乎？

炳章按： 牛膝计有三种，功用各有专能。河南怀庆产者，曰怀牛膝，根长二三尺，肉肥，色黄白，皮光洁性糯，枝粗者佳。天津产者，皮黄粗糙，有软刺不圆，性粳者次。四川产者，曰川牛膝，根茎粗无芦，色黄黑，枝粗软糯者良，去头梢用。浙江各地出者，曰杜牛膝，紫梗绿叶，对节而生，叶颇类苋，根细短，含有滑汁，治喉症，能引吐恶痰毒痰，利小便。怀牛膝补筋健骨，滋肝肾之功如牛之有力也，故名；川牛膝祛风利下焦湿，种类不同，效用亦异。

紫菀 三

伪名次紫菀，又名硬芦紫菀，服之往往愈见咳逆气结，其害无穷。按紫菀，近道处处虽有出产，然色紫味苦，质极柔宛，若此种硬芦，形质既殊，性味自劣。闻又有以车前及旋覆根，赤土染过混充者，更奚堪入药乎？

炳章按：紫菀，凤阳府、亳州龙王庙四乡出者，须根粗，软糯，色紫红，硬梗少者佳。河南淮庆府出，枝略细、软糯亦可用。湖北出者，性硬根细，泥屑重者次。伪者浙江尚少，因价贱，出货亦多故耳。

款冬 四

款冬花为治嗽要药，十一二月开花如黄菊，雪积冰坚之时，款花偏艳，想见其纯阳之品，故一名款冻。生河北关中，微见花未舒放者良。近今市肆多以枇杷花蕊伪充，虽无大害，然性不同，则功自异耳。

炳章按：冬花九月出新。山西太原出者，色紫红无梗，为手瓣冬花，最佳。有梗者曰上冬花，次之。梗多色黑紫者曰中冬花，亦次。亳州出者，更次。考冬花花瓣，色红紫光洁；枇杷花，色黄紫有茸毛。形态不同，最易鉴别。

红花 五

伪名洋红花，形虽似而色不清，不知何物伪充。按红花，即红蓝花。生梁汉及西域，今处处有之，人家场圃多种。花如大蓟，色甚清红，气味辛温。功能活血润燥，止痛散肿，通经化瘀。易备之药，亦至难信。有真方无真药，良可慨已。

炳章按：红花，三四月出新。河南归德州出者，名散红花，尚佳。亳州出者，亦名散红花，略次。浙江宁波出者，名杜红花，亦佳，皆红黄色。山东出者，名大散花，次之。孟河出者，更次。河南怀庆出者，名怀红花，略次。湖南产者，亦佳。陕西产者名西红花，较次。日本出者，色淡黄味薄名洋红花。又有片红花，色鲜红，别是一种红花，鲜捣压成薄片，晒干，大红染坊作染真红用者多。河川出者名结子花，其色红紫者佳。宴州出者为大结子花，此亦大红染坊店所用。结子花，伪者以苏木研末，用面糊捣透，做成粒子，甚次，不如用杜红花之为妥。又有西藏红花一种，花丝长，色黄兼微红，性潮润，气微香，入口沁入心肺，效力甚强，为红花中之极品。

沙苑子 六

沙苑蒺藜，俗名北沙苑，苦温，补肾、强阴、益精、明目。产陕西潼关者真，状如肾子，微带绿色。今巾中所卖，有用红花草子伪充，贻害匪浅。

炳章按： 沙蒺藜，七月出新。陕西潼关外出者，名潼蒺藜，色红带黑，形如腰子，饱绽，性糯，味厚气香，滚水泡之，有芳香气者为最佳。亳州出者，曰亳蒺藜，细而且瘦，性粳，泡之无芳香者次。山东出者，名东蒺藜，色黄，粒扁粗大，性更硬，最次。扬州出者，为荷花郎郎①之子，遍地皆有，土名草蒺藜，即南方红花草子之子，不入药用。

车前子 七

车前草，《本经》名当道，《诗》云芣苢②。好生道旁及牛马足迹中，故有车前、当道及牛遗、马舄之名。江湖、淮甸处处有

---

① 郎：疑衍。
② 芣苢（fúyǐ服矣）：即车前草。

之。主治气癃，治湿痹。市中有大小车之别，大车为真品，小车系土荆芥子伪充，万不可用。盖车前甘寒，荆芥辛温，性既相反，又奚容混售乎？

炳章按： 车前子，江西吉安泸江出者，为大车前，粒粗色黑。江南出者，曰土车前，俱佳。淮南出者，粗而多壳；衢州出者，小而壳净，皆次。河北孟河出者为小车前，即荆芥子也，不入药用，宜注意之。

薤白 八

薤白，气味辛温，无毒。根如小蒜，色白者辛而不苦。近有以鬼蒜伪充，擘开无瓣。噫！薤白为处处皆有之药，值亦甚贱，胡昧良者，偏以伪乱真乎？

炳章按： 薤白各处皆产，生土坟上，即俗谓素葱之根，叶如细韭菜，色绿，空心，根如小蒜头。若采时去须茎，蒸熟晒干，则质坚紧，不致脱皮，且晒之易燥。若生晒则质松，层层脱皮，且不易干燥，故近今皆用蒸晒者多，惟伪者少见。

石莲子 九

莲子至秋，黑而沉水，为石莲子。用者去黑壳，以水浸，去赤膜青心，方可入药。气味甘平略涩，无毒。止虚泻，疗久痢，健脾开胃，又能固精气。今市肆有一种苦石莲，状似土石，味极苦涩，不知何物伪充？或云：即树上所生苦珠子之类。卢子由云：食之令人肠结。宜于建莲子拣带壳而色黑者为是，虽未能沉水，远胜多矣。

炳章按： 石莲以霜降后莲房枯散，而莲子落于泥中取用，外壳硬，色黑，内肉仍与干莲子同，味甜心苦，与莲子无异。市有广东产者一种木莲，其色亦黑，两头略团，壳光有细横圈纹，性寒味苦，为不道地。如无真者不如代用莲子为妥。

蒲黄 十

蒲，水草也。蒲黄，乃香蒲花中之蕊，屑细若金粉，始出河东泽中，今处处有之，以秦州出者为良。近今药肆中，或以松花伪充。按松花气味辛温，蒲黄气味甘平；松花能除风，蒲黄能消痰。性既不同，功亦各异。胡得伪充以害人乎？况失笑散中有用蒲黄，为治产后瘀血攻心之妙方。若用松花伪充，则贻误不少矣。

炳章按：蒲黄乃蒲草之花蕊，色淡黄，是花茸、花蕊相合，名草蒲黄为佳。又有一种苏州来者，曰蒲黄面，色老黄，屑细滑若粉，入罐煎之，如糊胶一般，服之令人作呕，且不能入喉。吾绍初到时，人人以此为道地，各大药铺争先置备，后因病人不能服，向医生责问，始识受蒲黄面之害，乃通告各药铺禁其沿用，今仍用草蒲黄。郑君所云屑细若金粉，或亦是此物，不识以何物伪作，亦非松花粉，盖松花粉色淡黄，质轻，蒲黄面质重色老黄。然总是害人赝品，应当革除之。

洋萹豆 十一

洋萹豆，颗粒较大，皮瘦色微赤，不堪入药。当以苏州所产色白者为胜。气味甘，微温，和中下气，止泄痢，清暑气，暖脾胃，除湿热，止消渴，方有功效。

炳章按：萹豆，浙江杭州、湖州、绍兴出者，开白花，其实要白而有光，体饱满者佳。江南安庆、江西俱出，惟亳州出者，颗大扁形，名洋蓓豆，为不道地。

赤豆 十二

赤豆出江淮间，今关西、河北、汴、洛皆有。入药以紧小赤黯者为良。气味甘酸平无毒。主下水肿，排痈肿脓血。今药肆中有一种赤黑相间者，闻是相思子，每以伪充赤小豆。其谬已甚，夫既名为豆，岂可于五谷外求之耶？

炳章按： 赤豆，浙江慈溪、余姚、萧山、龛山近沙地皆产之，粒小细长如腰子，紫红色，腰间有白纹如凤眼，名杜赤豆。入药能利小便，泄血分之湿热，为最道地。又一种色红赤，粒大团形，比黄豆略小，名红饭豆，各处皆出，仅供食品，不入药用。又一种名海红豆，出海南，其子大而扁，今人亦误作赤小豆，诚大谬矣。半红半黑者，名相思子，俗呼赤小豆，属木本植物，与梅冰性相合，能令香不耗散，故近今梅冰中，多拌有此物。《服食须知》云：相思子出岭南。树高丈余，白色，某叶似槐，其花似皂荚，其荚似蓓豆，其子似赤小豆，惟半截红半截黑为异。今广东担子上，以线缀成串，或作首饰以货之。其性味苦平，有小毒，能吐人，及治猫鬼夜道病。俗又呼为云南豆子，又能治蛊毒，除一切虫。《搜神记》云：大夫韩凭妻美，宋康王夺之，凭自杀，妻投之台下死，王怒，令冢相望，宿昔有文梓[1]木生二冢之端，根交于下，枝错其上，康王哀之，因号相思子。此说段公路《北户录》亦载之。

---

[1] 文梓：有纹理的梓树，为良木美材。

卷 三

毒草部

土大黄 一

大黄,《本经》谓之黄良,后人谓之将军,以其有伐邪去乱之功也。古人以出河西、陇西者为胜,今以庄浪所产者为佳,故一名庄大黄。庄浪县即古泾原陇西地,至川中所出有锦纹者亦可用。味苦气寒,色黄臭香,紫地有锦纹,方堪入药。若此种土大黄,中微淡不黄,只可用为香料,盖其性不能通利,若误服之,且能燥肠护秽,当细辨之。

炳章按:大黄,九十月出新,陕西、甘肃凉州卫出者,坚硬、紧结、色黄,头起锦纹似冰旋斑为最佳,故俗名锦纹大黄。河南西宁州出者,形状与前相类,质略松,或曰中大黄。四川出者空松,为马蹄大黄,最次。山西亦出名味黄,久而变黑,更次,皆不堪药用。郑君所云土大黄,或即此类也。

附子 二

附子,以蜀地绵州出者为良,气味辛热,有大毒,主治风寒咳逆，邪气寒热，踒躄^①拘挛，膝痛不能行步，破癥坚积聚、血瘕金疮。今陕西亦莳植附子，谓之西附，性虽辛温，而力稍薄，不如生于川中者土厚而力雄也。闻肆中有一种洋附混售，性味既劣，力量更逊，一经炮制，既难辨识，不免害人。更有一种臭附，尤不可用，慎之，慎之。

炳章按： 附子，八九月出新。四川成都彰明产者为川附，底平有角，皮如铁，内肉色白，重两许者，气全最佳。性潮，鲜时用盐渍腌，盖不腌易烂。然经盐渍过，性味已失，效力大减，景岳先生已辨之详矣。陕西出者为西附，黑色干小者次。

天雄 三

天雄，气味亦是辛热，有大毒。《本经》主治稍异而旨则同。凡附子种在土中，不生侧子，经年独长大者为天雄，仍是蜀地绵州所产者为胜。近今每有以厚附伪充，施之重症必不能奏效矣。

炳章按： 天雄与附子同物，亦产四川彰明者良。凡长大端正，不生侧枝，独长本身，每个在三两上下者，即名天雄，非别有一物也。厚附片，乃四川鲜附子制而切片，不经盐渍洗漂，效力且比本漂淡附片胜数倍。凡用淡附片二钱，厚附片只能用一钱，因其力猛也。

麻黄 四

麻黄，始出晋地，今荣阳、汴州、彭城诸处皆有之，气味苦温，无毒，春生苗纤劲直，外黄内赤，中空有节，如竹形，宛似

---

① 踒躄（wōbì 窝痹）：犹瘫痪。

毛孔，故为发表出汗圣药。市肆有以蓆草伪充，气味既别，力量毫无，重症用之，不免贻误。

炳章按： 麻黄，九十月出新。山西大同府、代州、边城出者肥大，外青黄而内赤色为道地。太原陵圫县及五台山出者次之。陕西出者较细，四川滑州出者黄嫩，皆略次。山东、河南出者亦次。惟关东出者，细硬芦多不入药。若蓆草伪充，更为害人矣。

北干姜 俗省作姜 五

土北姜，温州所产，质松不结，味淡不辛。又有一种洋北姜，气味尤劣，更不可用。按北干姜气味辛温，其色黄白兼见，乃手足太阴之温药也。凡制干姜、炮姜，当以三衢开化产者为佳。用母姜水浸，晒干，以肉厚而白净，结实明亮如天麻者良，故又名白姜。近今药肆且有以伤水变味之生姜晒干炮用，未免有名无实，误人匪浅。

炳章按： 干姜，湖南均州出，小、双头内白色为均姜，最佳。浙江台州出者为台姜，个小，肉黄黑色者次。其他江南、江西、宁国、四川皆出，总要个大坚实、内肉色白为佳。

高良姜 六

陶隐居言：高良姜始出高良郡，故得此名。《别录》云：气味辛，大温，无毒。主治暴冷，胃中冷逆，霍乱腹痛。近有伪品色黑而暗，不黄，根瘦无味，非高良所产，不可用。用之反有害矣。

炳章按： 高良姜，广东海南出者，皮红，有横节纹，肉红黄色，味辛辣，为道地。出货多，用途少，伪者鲜见。《南越笔记》

云：高良姜出于高凉故名，根为高良姜，子即红豆蔻。子未圻，含胎①盐糟，经冬味辛香入馔②。又云：凡物盛多谓之蔻，是子如红豆而丛生，故名红豆蔻。今验此花深红如灼，与《图经》花红紫色"相吻合。花罢结实，大如白果，有棱，嫩时色红绿，子细如橘瓤，所谓含胎也，老则色红，即《草木状》之生姜，《楚辞》之杜若③也。

川椒 七

川椒，《本经》名蜀椒，列于中品，产于巴蜀，颗如小豆而圆，皮紫赤色，皮厚而裹白，味极辛烈而香，凡闭口者去之。近有土椒，色黑无味，又安能温中散寒乎？

炳章按：花椒，山野自出，干高五六尺至丈余，梗生小刺，叶为对生羽状复叶。春日开小花，黄绿色。初夏结实圆小，始色青绿，热则变赤，裂开香气甚烈，即《本草》所谓之椒红也。产地首推中州，名曰南椒，颗粒大，外紫里白，气味浓厚，椒多目少，最佳。江浙间酿酒家皆需此。产于蜀者名川椒，产于秦岭者名秦椒，颗粒略小，尚佳。产于山东即墨县者名东椒，又名女姑椒，色红黑，气味较薄，为次。江淮间产者，名土椒，色青黑，粒小味淡，更次。

---

① 含胎：指植物孕穗。
② 馔（zhuàn 赚）：饮食。
③ 杜若：香草名。多年生草本，高一二尺。叶广披针形，味辛香。夏日开白花。果实蓝黑色。《楚辞·九歌·湘君》："采芳洲兮杜若，将以遗兮下女。"

吴茱萸 八

伪名洋吴萸，味较辛辣，颗粒又小，服之反有头痛，贻害匪浅。按吴茱萸，江、浙、蜀、汉皆有，多生吴地，故名吴萸。味辛温，有小毒。木高丈余，叶紫色，似椿而阔厚，开红紫花，结实累累成簇，似椒子而无核，嫩时微黄，熟则深紫，形色可辨。幸勿用洋吴萸，而贻害不少也。

炳章按：吴茱萸，上春出新。湖南长沙、安化及广西出者，粒大梗亦多，气味触鼻，皆佳。浙江严州出者，粒细梗少，气味略薄，亦佳。洋吴萸，气味皆淡，不入药用，惟近年绝少到。

半夏 九

伪名洋半夏，形虽似而粒不圆，不知何物伪充，误服有害。按半夏气味辛平，有毒。青齐江浙随处有之，生于泽中者，名羊眼半夏，总以圆白为胜，陈久者良。若此种洋半夏，殆亦由跋混充欤。由跋即天南星之小者，绝类半夏，幸勿误用。

炳章按：半夏，三四月出新，杭州富阳出者，蒂平粒圆，色白质坚实，惟颗粒不大，为最佳。衢州、严州出者，略扁，蒂凹陷，色白微黄，亦佳。江南出者，粒小，江北出者，如帽顶形，皆次。四川荆州出者，粒圆而大，色白质松，有筋，落水即胖大易腐，亦次。饶州、泾县、扬州、泰兴出者，皆松碎，不道地，不能切片，漂作半夏粉用尚可。福建出者，浸入水中即腐烂，更次，不入药用。郑君云：南星之小者，绝类半夏。然南星无论大小皆极扁，不若半夏之圆，以此分辨，不能可伪也。

苏戈夏 十

苏制半夏，当以宋公祠所制为胜。因半夏性燥有毒，故用法制之，性较和平，去痰之功虽缓，然素体属火者，颇见相宜。近今伪药杂出，因苏夏盛行，上海各处均有仿制，制法不同，功力自逊。而肆中所售土苏夏者，系用半夏研末，调面粉米泔撮为圆粒，假充上海苏夏，以伪乱伪，殊堪痛恨。

炳章按：苏州戈制半夏，不但各地仿制作伪，且现洋托民信局去购，亦多赝品。因该地信局，与伪半夏店订有私约，与信局以重大回扣，而寄来仿单，亦属相同，惟半夏色黯不香，无玉桂气，戈老二房真者，其色黄亮，气香有玉桂气。欲购真者，必须托邮局汇洋挂号，寄苏州阊门临赖路戈老二房半夏店，则不致误购伪品耳。且戈半夏方虽秘制，大约与《本草纲目拾遗》内宋公夏相类，有肉桂，性温燥。炳章实验治寒湿痰上壅气喘确效，凡治阴虚热痰气喘，苟误服之，必因燥热而咳血自汗，愈速其死矣，尤当注意之。

商陆 十一

伪名次商陆，即俗所称猪卜者，其性无从稽考，万不可服。按商陆气味辛平，有毒，主治水肿、痈肿，杀鬼精物。近道所在有之，春生苗高二三尺，茎青赤，极柔脆，叶如牛舌而长，夏秋开花作朵，根如萝卜，似人形者有神，有赤白二种，白根者花白，赤根者花赤，白者入药，赤者毒更甚，俗名章柳不可服，服之见鬼神。嗟嗟！同是一种，根色赤者，尚不可用，况猪卜之异种乎。

炳章按： 商陆，八九月出新，各处皆出。吾江浙市上通用白商陆，赤者不入药，服之有消烁筋肾之毒，故勿饵。郑君所云猪卜卜，不知其形状若何，因未曾见过，不敢妄评。

常山 十二

假者色极淡，真者色带黄，按常山又名恒山，产益州及汉中，今汴西、淮、浙、湖南诸州郡皆有，生山谷间。常山者，根之名也，状似荆根，细实而黄者，谓之鸡骨常山，用之最胜。今市肆所买假常山，不知何物伪充，良可慨已。

炳章按： 常山，十月出新，湖南常阳山出者，色黄无芦，形如鸡骨者良，俗称鸡骨常山，为最佳。如外黄内白粗大者，皆伪，是别种树根伪充，不可不辨也。

泻叶 十三

泻叶，产自外洋，性味和平，不伤中气，为西药通便妙品，闻市肆有以别种树叶混售，匪特不灵，抑且有害，用者须向屈臣氏药房购取，方不误事。

炳章按： 泻叶，诸家本草，皆未搜采。考西药略释水泻门，有新拿俗名洋泻叶，产印度、埃及等处，高约二三尺，亦间有至七尺者，采叶用，形尖味苦不适口，功用能泻大便，宜配别药同服，或泡服，或作散末服。其树长，叶锐尖形，质薄色绿者，亦称道地，有一种叶尖圆而厚，则属赝品。其他辨论甚详，不及备载。日本药物学撮要名旃那药，又名辛那叶，又名泻叶，其普通状态，叶体扁平，而不反曲，质坚强而薄，带黄绿色，叶柄甚短，边缘平坦，顶端尖锐，枝脉为孤状四分出，分甲乙两种。甲种为铍针形，长二五仙米至五仙米，幅达于二仙米；乙种较甲为小，为尖卵圆形，长一仙米至二仙米，幅达二仙米。本品为泻利之实验，近今多为泻下药用之。

木部<small>附果木　香木　寓木</small>

肉桂 一

　　真桂，出桂阳山谷及广州交趾者最佳。必肉厚气香，色紫黯，有油，味甘，尝之舌上极清甜者，方可用。若尝之舌上不清，及切开有白点者，是洋桂，大害人。洋桂尚不可用，近日有伪造肉桂者，闻用杨梅树皮，其形似桂，晒干，以薄桂熬取浓汁，浸润透心，再晒再浸，以香油润过，致色香既无以辨，屡以此等假桂远贩外府县及穷乡僻壤各小肆混售，害人无算。安得有心人，为之严行禁绝乎。

　　炳章按：肉桂为樟科樟属植物，常绿乔木，种类甚多。产越南、广西热带，当分数种，曰清化，曰猛罗，曰安边（产镇安关外），曰窑桂（产窑川），曰钦灵，曰浔桂，此总名也。又有猛山桂（即大油桂），曰大石山，曰黄摩山，曰社山，曰桂平（即玉桂）。产云南曰蒙自桂，产广东曰罗定桂，曰信宜桂，曰六安桂。最盛产外国者，为锡兰加西耶，皆名洋桂。

　　大抵桂之鉴别，一辨皮色，二辨气味。辨皮之法，皆以形状比喻。相似名之，曰荔枝皮，曰龙眼皮，曰桐油皮，曰龙鳞皮，曰铁皮，曰五彩皮，曰朱砂皮，曰皱纱皮。皮以二色，惟野生无定形，总不外结、实、滑、润、净、洁六字为要。桂性直上，身如桄榔[①]，直竖数丈，中无枝节，皮纹直实，肉如织锦，纹细而明者为上桂。然野生者，间有横纹，其形状必苍老坚结，横直交错，斑点丛生，皮色光润，纹细而滑，亦为野生佳品。若横纹多而色红，皮粗纹粗，如荆棘滞手，皆为下品。此辨皮色之大要也。辨气，观其土产皮色，既知其外，又须嗅其气，尝其味，以知其内。辨气亦有六法，如醇、厚、馨、燥、辣、木虱臭是也。凡试桂闻气，以手摸桂肉数转，闻之即知，如清化桂则气醇而馨，猛罗桂则气厚而馨，安边桂则气馨而不燥，浔桂或燥或辣，或气如木虱臭者，亦有气醇而微带木虱臭者。若收藏年久，燥辣之气消，惟木虱臭卒不能革除，或有馨香，得人工所制，亦带木虱气，皆属伪种。要以馨而纯，如花之清香不杂。若似花椒、丁香气而燥，如山柰、皂角气而辣，皆下品也。辨味嗅气之外，当试以味，试味之法，以百沸汤冲水少许，凉而尝之。当分醇、厚、燥、辣为四味，且汤汁入口。分辨较鼻嗅更易明，必须味醇厚不燥辣者为最佳，不辣之中，先以水辨其味，曰清，曰浊。曰淡茶色，曰米汁，曰乳汁，曰绿汁，曰白水。凡白水，淡茶色，清者味必醇。惟米汁、乳汁、绿水，皆有清浊之分，清者味醇，浊者味燥，然红水间有清浊难分，必尝其味厚而醇者，为野生猛罗之类。味燥者，为钦灵、浔桂之类。绿水亦不一类。如猛罗种，油黑者，水必绿，味多苦，亦有油薄者，水亦不绿。如浔桂

---

①桄榔（guānglǎng 光郎）：亦作"桄桹"，木名。俗称砂糖椰子、糖树。常绿乔木，羽状复叶，小叶狭而长，肉穗花序的汁可制糖，茎中的髓可制淀粉，叶柄基部的棕毛可编绳或制刷子。

之油浓者，则水亦绿，其味必兼燥。清化、安边，其得气清，其油必薄，神桂之油，虽亦厚薄不一。惟五味俱全，有甜辣苦酸，亦有甜馨，而馨总以微带苦酸为正。总之不得以油之厚薄为定，见水绿红为贵贱，须要别其水之清浊，味之醇燥辛辣，斯可为分辨的确耳，再辨口刀。

清化桂：荔枝皮，朱砂肉刀口整齐，皮肉不起泡点，不见花纹，皮缩肉不凸，实而不浮，皮肉分明，或皮肉之界有线分之，曰银线。最为清品。

猛罗桂：龙眼皮，或五彩皮，或朱砂皮，皱纱皮，固有肉缩肉凸，肉不起，泡点不现，花纹正而不浮。亦为正品。

钦灵桂、浔桂（即瑶桂）二种，皆粗皮横纹，刀口边口起泡，凸皮缩肉，凸红色，泡点花斑皆燥烈。此为下品。

神桂：桐油皮，龙鳞铁甲，皱纱肉，气厚而馨，味厚而醇，为野生神桂之正品。玉板桂，今之蒙自桂也，片平而厚，边卷而浅，肉色黝黄，皮粗而厚，油脂不多，亦称上品。他如皮色青黄，层卷如筒，亦名筒桂，即今安桂是也。又有官桂一种，桂枝即其枝也，出罗定。形如安桂，味淡性薄，卷作二三层者，皆次。

此辨桂之种类优劣，参考前哲名言，征以实验，约略从形态气味言之。惟效用不及再详。据郑君所辨之种，皆非上品，如下品已贱，何必再作伪品，此我浙尚无之。

杜仲 二

伪名洋杜仲，又名土杜仲，皮红而厚，少丝。按杜仲之木，始出豫州山谷，得中土之精，皮色黑而味辛平，折之有白丝相连不断，兼禀阳明、少阴金水之精气，故《本经》主治腰膝痛，补中益精气，坚筋骨，强志，除阴下痒湿，小便余沥。若此种洋杜仲皮色既红，则性味自别，又安可用乎？

炳章按：杜仲，乃树之膜皮也，其树之叶，作倒蠹之卵形，端尖，但能剥。杜仲之树干，非高数丈，大可一二人抱者不可。考其年龄，在数十年者，割剖之时间，自五月至九月，过此则不易分剖矣。其皮在根间者，厚松而次，在中段者，皮厚细糯为佳。枝杈以上，皮虽细极薄，效力亦弱矣。产四川绥定、洛阳者，体质坚重，外皮细结，内皮光黑，中层丝厚，扯之韧长如丝者，最佳。巴河产者亦佳。贵州及鄂之施南，湘之宝庆等处产者，皮粗质轻，皆次。浙之温、台与闽省，虽皆有产，质松皮粗，内层丝皮甚薄，皆不道地。

黄柏 柏古字作檗，今省笔作柏 三

黄柏，本出汉中山谷，今以蜀中产者，皮厚色深黄为佳。树高数丈，叶似紫椿，经冬不凋，皮外白里深黄色，入药用其根，结块如松下茯苓，气味苦寒无毒。近有一种伪品，色黄而黑，味竟不苦，不知何物假充，用之得无害乎？

炳章按：黄柏，四川顺庆府、南充县出者，为川柏，色老黄，内外皮黄黑，块片小者，佳。可作染料用。湖南及关东出者，为关柏，块片甚大而薄，色淡黄者，次。东洋出者，为洋柏，色亦淡黄，质松，更不入药。

枳壳 四

伪名洋枳壳，不知何种果实伪充。或云六七月采小香栾，伪

为枳实、枳壳，或云采枸橘混充。又福州多橘，土人于夏秋间橘子未大，经风雨摇落者，拾而晒之，伪充枳壳，性既不同，误用有害。按《周礼》云：橘逾淮而北为枳。今江南枳、橘皆有，江北有枳无橘，江西多枳，不仅逾淮而始变也。七八月采者为枳实，九十月采者为枳壳。气味苦酸，微寒，臭香形圆，花白多刺，穰内黄白，皮色深绿，故又名绿衣枳壳。主散留结，胸膈痰滞，逐水消胀满，能泻上焦气分实邪，为治病要药。若以伪品混售，真草菅人命矣。

炳章按：枳壳、枳实，为老嫩、大小之分别。江西沙河出者，细皮肉厚而结，色白气清香而佳，龙虎山出者亦佳。四川出者，名川枳壳，色黄肉厚，味带酸，次之。江浙衢州出者，皮粗色黄，卷口心大肉薄，亦次。浙江黄埠出者，肉松而大，有灯盏之名，更次，洋枳壳者，或即此也。七八月采者，小而嫩，肉厚，干之黑褐色，为枳实；九十月采者，壳大，肉略薄，色白，为枳壳。每个对切为两，皆以翻肚如盆口唇状，须陈久者良。近时有一种臭橘，形亦相似，其气恶浊，不堪入药。

化橘红 五

按《岭南杂记》化州仙橘，相传仙人罗办种橘于石龙之腹，惟此一株，在苏泽堂为最，故梁氏家藏苏泽堂化州橘皮，著有《橘红歌》，歌长不录。产清风楼者次之，红树者又次之。其实非橘，皮厚内酸，不可食。其皮厘为五片或七片，不可成双。每片真者可值一金，前朝每年所产，循例具文报明上台，届期督抚①差亲随跟同采摘批制，官斯土者，亦不多得。彼土人云，凡近化州得闻谯楼更鼓者，其皮亦佳。故化皮者多，真者难得。关涵《岭南随笔》有云：化州署橘树，一月生一子。以其皮入药，痰立解，后为大风所折，即其地补种，气味更殊。今称化州橘红者，率以增城各处所出香柚皮伪代之，气味辛温而烈，气虚及有火者，万不可服，服之即有害。昔丰顺丁中丞抚闽时，赠化州橘皮一个计五片，皮薄色黯黄，微有毛孔，气香味甘。且语先君云：此予官化州学时，署中槛前一株，每年只产数枚，朝夕调护，宝而藏之。且云近化州得闻署中更鼓者，尚可用，舍此皆赝物也。今肆中办有一种皮厚色绿者皆柚皮伪充。医者处方，幸勿轻率频疏绿毛化及化州皮等名，徒服伪药，于病鲜济，不如只用陈久橘皮，较为稳当，愿与同志商之。

炳章按：梁绍壬云：化州橘树，乃仙人罗办种于石龙腹上，共九株，各相去数武，以近龙井略偏一株为最，井在署大堂左廊下，龙口相近者次之，城以外则臭味迥殊矣。广西孝廉江树玉著《橘红辨》谓：橘小皮薄，柚大皮厚，橘熟由青转黄，柚熟透绿转黄。间常坐卧树下，细验枝叶香味，明明柚也，而混呼之曰橘，且饰其皮曰红，实好奇之过云，或有云近龙井下有礞石，礞石能化痰，橘树得礞石之气，故化痰力更胜。《识药辨微》云：化橘红近日广中来者，皆单片成束，作象眼块，或三十、五十片，两头以红绳扎成一把，外皮绿黄色，内腹皮白色，周身有猪鬃皮，此种皆柚皮，亦能消痰，此近今名白毛红。又一种为世所重，每扎十片如爪，用化州印，名五爪橘红，亦柚皮所制，较掌

---

① 督抚：总督和巡抚，明清两代最高的地方行政长官。

片略佳，究之较真者远甚也。真化州橘红，煎之作甜香，取其汁一点入痰盂内，痰变为水，此为上品。如梁氏家藏苏泽堂橘红，每一个七破反折作七歧，晒干气甚香烈，此亦上品也。近今通行有黄色、绿色两种，均七歧对折，质薄有毛，黄色较绿色尤贵，虽非真品，皆属柚皮之类。然用于寒痰、湿痰病尚效，凡属阴火热痰及肝火烁肺涎痰，皆忌，误用之反增剧，甚则咳血，不可不知也。

橘络 六

橘络，即橘瓤上筋膜，《日华子》谓口渴吐酒，煎汤饮之甚效。张隐庵云：能行胸中之饮，而行于皮肤，故又能疏达络气。货缺之时，闻价值甚昂，射利之徒，用白莱菔细切如丝晒干，以橘皮煎浓汁浸润，再晒伪充，橘络色香，几无以辨，巧则巧矣，如斫丧[①]天良何。

炳章按：金御乘云：橘络能宣通经络滞气，予屡用以治冲气逆于肺之脉胀，甚有效。赵恕轩云：通经络气滞脉胀，驱皮里膜外积痰，活血，此其效用之实验也。其产地亦有多种，如出广东者，名广橘络，色白，条细，蒂少；出浙江衢州，名衢橘络，色白，络细长，皆佳。出四川者，色白黄，络粗，略次。出台州者，名台橘络，络细少，带蒂，为最次。

内制陈皮 七

苏州宋公祠创制陈皮酱，为理嗽化痰妙药，驰名天下，近

[①] 斫（zhuó 卓）丧：摧残，失去。斫，大锄，引申为用刀、斧等砍。

上海多有伪品，尤而效之。即福州亦有伪制假充，味辛辣虽甜不润，其色粗淡，不堪入药。误服之反见咳嗽，勿用为是。

炳章按：《百草镜》制青盐陈皮，即苏州宋公祠之遗法也，能消痰降气，生津开郁，运脾调胃，解毒安神。方用陈皮二斤，河水浸一日，竹刀轻刮去渣白，贮竹筐内，沸汤淋三四次，用冷水洗净，不苦为度。晒之半干可得净皮一斤。初次用甘草、乌梅肉各四两，煎浓汁拌，日晒夜露，俟酥捻碎如豆大，再用川贝母去心四两，青盐三两，研为细末，拌匀，再晒露，候干收贮。或名参贝陈皮，亦同此法。

木瓜 八

伪名洋木瓜，大粒长式，光皮黑色，不知何种果实伪充，万不可用。按木瓜处处虽有，当以宣城产者为胜，陈久者良。气味酸温，皮薄色黄赤，味极芳香，能调荣卫，助谷气，平下利腹痛，去湿和胃，及湿痹脚气，霍乱转筋等症。闻又有木桃、木李形质颇相似，亦可伪充，用者当求真品也。

炳章按：木瓜，为落叶灌木之植物，干高五六尺，叶长椭圆形，至春先叶后花。其花分红白两种，颇美艳，秋季结实长圆形。产地首推浙江淳安县，名淳木瓜，最佳，外皮似皱纱纹，色紫红，体坚结，肉厚心小个匀。湖北宣城产者，名宣木瓜，体结色紫纹皱亦佳。其余紫秋、巴东、济南等处所产，虽亦有佳种，然不及以上两处之美。四川綦江县产者，名川木瓜，质松色黄，皮粗糙无细纹，个大而肉薄，亦次。福建产者，色黄而大味香，不入药用。又一种红梨，皮光肉结实者，亦伪充木瓜，不堪入药。如郑君所云木桃、木李，或即此类，宜慎辨之。

乌梅 九

造乌梅法，系取青梅篮盛于灶突^①上熏黑，若以稻灰淋汁润湿蒸过，则肥泽不蠹。近有以小李伪造充售，则无益而有害矣。

炳章按： 乌梅，杭州出者，肉厚核小，色黑，性潮润者佳。绍兴枫桥出者，性燥核大肉薄，色黑微黄者，略次。别处亦出，总要肉厚色黑，性糯为佳。

沉水香 十

真黑沉香以海南黎峒所出者为胜，最不易得，次则真腊，次则交广崖州等处。入药须取色纯黑，质不枯，硬重能沉于水者，为上，半沉者次之。近有以老束香有紫油者伪充，性燥烈，质重不能沉水，误人匪浅。

炳章按：《南方草木状》^②云：交趾有密香树，干如柜柳，其花白而繁，其叶如橘，欲取香伐之，经年其根干枝节，各有别色也，木心与节坚黑沉水者为沉香，与水面平者为鸡骨香，其根为黄熟香，其干为栈香，细枝坚实未澜者为青桂香，其根节轻而大者为马蹄香，其花不香，成实乃香为鸡舌香，同出一树，皆珍异之物也。香谱^③云：沉水香出天竺、单于二国，与栈香、鸡骨同出一树。其叶似橘，经冬不凋。夏生花白而圆细，秋结实如槟榔色紫。似椹而味辛，树皮青色，木如榉柳，重实黑色沉水者即沉

---

① 突：烟筒。

② 南方草木状：为介绍岭南地区植物的书籍，西晋嵇含作。三卷，介绍了草、木、果、竹四类80种植物。

③ 香谱：为记载香品的产地、特征，香方调配，香品修制方法，香事的一类书籍。

香。今复有色黄而沉水者，谓之蜡沉丁。香传云：香之类有四，曰沉，曰笺，曰生结，曰黄熟。其为类也有二，沉香得其八焉。曰乌文格，曰黄蜡，曰牛眼，曰牛角，曰牛蹄，曰鸡头，曰鸡腿，曰鸡骨。皆为沉香也。鸡骨香以其枯燥清浮故名，青桂香即沉香黑斑者也。《倦游杂录》①云：沉香木，岭南诸郡悉有之，濒海州尤多，交干连枝，冈岭相接，数千里不绝，叶如冬青，大者合数人抱，木性虚柔，山民或以构茅屋，或以为桥梁，为饭甑②尤善。有香者百无一二，盖木得水方结香，多在折枝枯干中。或为沉，或为煎，或为黄熟，自枯死者，谓之水槃香。今南恩、高窦等州，惟产生结香。盖山民入山见香木之曲干斜枝，必以刀斫之成坎③，经年得雨水所渍遂结香，复以锯取之。刮去白木，其香结为斑点，亦名鹧鸪斑，燔之甚佳，沉香之良者。惟在琼涯等州，俗谓角沉，乃生木中取者，宜用熏裹，黄熟乃枯木中得之，宜入药用。其依木皮而结者，谓之青桂香，气尤清。在土中藏久不待刓剔④而精者，谓之龙鳞，亦有削之自卷，咀之柔韧者，谓之黄蜡沉香，尤难得，此即伽楠香也。

《铁围山丛谈》⑤云：香木，初一种也，膏脉贯溢，则其结沉实，此为沉水香也。其类有四：谓之气结，自然其间凝实者也；谓之脱落，因木朽而自解者也；谓之生结，先以刀斧伤之，而后膏脉凝聚其间也；谓之蛊漏，因伤蠹而后膏脉亦聚也。四者以自然脱落为上，而其气和；生结、蛊漏则其气烈，为下焉。其

---

① 倦游杂录：轶事小说集，八卷，宋代张师正著。
② 饭甑（zèng 赠）：煮饭的蒸笼。甑，古代蒸食的炊器。
③ 坎：低陷不平的地方，坑穴。
④ 刓（wán 完）剔：削剃。
⑤ 铁围山丛谈：宋代蔡绦流放白州时所作史料笔记。

外则有半结半不结，为弄水沉因其半结则实而色黑，半不结则不实而色褐。有谓之鹧鸪斑是也。复有名水盘头，其结实厚者，亦近乎沉水香，但香木被伐，其根盘必有膏脉涌溢，故亦结。但数为雨淫，其气颇腥烈，虽有香气，不大凝实，谓之笺香。三者其产占城国，不若真腊国，真腊不若海南黎峒，又皆不若万安、吉阳两军之间黎母山，至是为冠绝天下之香，无能及之矣。范成大曰：沉水香上品，出海南黎峒，亦名土沉香，少大块，其次如茧栗角，如附子，如芝菌，如茅竹叶者皆佳。至轻薄如纸者，入水亦沉。香之节因久垫土中，滋液下向，结而为香。采时而香悉在下，其背带木性者乃出土上，环岛四郡果皆有之。悉冠诸蕃所出，尤以出万安者为最胜。盖万安山，在岛之正东，钟朝阳之气，香尤酝藉丰美。大抵海南香，气皆清淑，焚一博许，氛翳满室，四面悉香，至烟尽气亦不焦，此南海香之辨也。占城、真腊等香，近年又贵，丁流眉来者，予试之，乃不及海南中下品。舶香往往腥烈，意味又短带木性，尾烟必焦。海北生交趾者，蕃舶皆聚钦州，谓之钦香，质重实，多大块，气尤酷烈，难可入药，南人贱之。蓬莱香者，亦出海南，即沉水香结未成者，多成片如小笠及大菌之状，有径一二尺者极坚实。色状如沉香，惟入水则浮，刳其背带木处，亦多沉。鹧鸪斑香，亦得之于海南。沉水蓬莱及绝好笺香中搓牙轻松，色褐黑而有白斑点点，如鹧鸪臆上毛，气又清婉如莲花。笺香出海南，香如猬皮栗蓬及渔蓑状。盖修治时雕镂费工，去木留香棘刺森然，香之精钟于刺端，芳气与他处笺香迥别。《黎岐纪闻》云：沉水香，俗人以为海南宝，牛角沉为最上，细花次之，粗花又次之。其有成片者，浑沌形类帽者，为帽头沉。虫蚀而有虫空者，为虫口沉。象形取义，各不同也。又有一种曰飞香，如牛筋飞、大练飞、苦瓜飞、麻雀飞等，其形各殊，命名亦异。然飞香内，亦有牛角沉，细花粗花之分，未可概论。大概各香以沉水不沉水分贵贱耳。然香之出也有神，黎中人往往于山内偶遇香，用草缚其树，以作记。急取斧斤砍之，及再至其处，则草移别树，而原香亦不可复得耳。

综观诸贤辨香之产地，结香之原因，香类之鉴别，已阐发无遗，毋庸炳章再辨矣。兹据前贤所名牛角沉，即今之墨沉，最上品是也。所谓鹧鸪斑、蓬莱香、帽头沉、虫口沉，即今之将军帽鱼片沉之类是也。今之所谓毛沉者，实为前贤所谓香外削去之木也，为最次，不入药用，不可不知也。

降真 十一

降真香，以舶上来者为番降，色紫而润，最为真品。近市肆竟以苏木煨半透伪充，苏木虽似降真，但降真气味辛温，能止血。苏木气味甘平，能破血，性既相反，功又悬殊。用者宜细辨之。

炳章按： 朱辅山云：真降本出南海山中，今溪峒僻处所出者，似是而非，劲瘦不甚香。《真腊记》云：降香生丛林中，番人颇费砍斫之功，乃树心也，其外白皮厚八九寸，或五六寸，焚之气劲而远。《稽含草木状》云：紫藤长茎细叶，梗极坚实，重重有皮，花白子黑，其截置烟焰中，经久成紫香可降神，故名降香。按纪氏所说，与前说稍异，岂即朱氏所谓似是而非者乎？抑中国出乎？与番降不同乎？郑君所云或南降乎？惟苏木混充，恐非事实。盖降香色紫黑坚致，气香有辛辣气。苏木色黄微红，质脆松，气微香如柏树气，形色气味，皆有不同。且降香出货亦多，价值低廉，恐不易混充耳。

乳香 十二

乳香，名薰陆香，苦温辛香，善窜入心，活血舒筋，生肌止痛，能通行十二经。西出天竺，南出波斯等国，圆大如乳头，明透者良，为疡科要药。今市肆多以枫脂松脂混充，误人不少。

炳章按： 乳香，出暹逻等处，为薰陆树之脂，以透明黄亮、形如乳头者，为滴乳香，最佳。去油以水煎烊，去底脚皮滓，投入冷水内，乳香则凝结成颗粒如黄豆，沉于水底，油得如脂，则浮于水面，去之，以此制法，为最道地，炒之则油仍不净，且增火气。又一种名包乳，色黄如粉屑，砂石搀和甚多，价虽较廉，然货次不堪药用耳。

梅冰片 附假黄三仙 熟老片 十三

伪名樟片，即樟脑，用西法提出伪充。按冰片《唐本草》名龙脑香，以白莹如冰及作梅花片者为上品，气味辛苦，微寒无毒，故喉症、目疾、痔疮外科多用之，且功能通诸窍，散郁火。若樟脑之性辛温，判若天渊。更有一种熟老片，系将洋樟片搀用，以伪乱真，害人匪浅。近日黄三仙，且有陶黄研末搀入者，此又不可不知矣。

炳章按： 梅冰，一名龙脑，产大泥者，色白，光亮，片薄最佳。文来出者，色亦白，光略呆略次。呷喇叭出，色呆片厚，有木屑搀杂，次。麻城丁家路吕宋龙门泊等处出皆次。广西百色县蒸熬大枫叶，以炼液结晶成粉，为制冰片之原料，曰艾片，亦伪作冰片，惟治疥疮，能杀虫，辟①臭秽亦佳，只可作外治药用。凡合丸散内服药及眼药内，切不可充用，有毒，用之害人匪浅。又一种樟冰，用樟脑同薄荷升炼，亦只能用于杀虫疮药，重要丸散，亦不可用。此皆伪货也。《化学易知》云：龙脑亦树液也，树上钻空，其汁流出而自结，取而蒸之即得。但其性与樟脑不同，更能飞散香气。颗粒皆不同，此为长方形，樟冰为八面形。龙脑原质，比樟冰多轻气二分。大抵真者别头梅、二梅、三梅，以片之粗细分贵贱耳。惟四梅片细质不纯，为最次，不宜合药用。再冰片忌与酒同服，若与酒同服钱许，即正气散乱，血脉沸腾，必致七窍流血，须臾而死。凡中其毒者，宜即饮新凉水，毒自解。

琥珀 十四

琥珀出西番、南番，及松树枫木津液坠地，多年所化。色黄而明莹者，名蜡珀；色若松香，红而且黄者名明珀；有香者名香珀，出高丽、日本者色深红。凡中有蜂蚁松枝，形色如生者尤好。当以手心摩热，拾芥②为真。气味甘、平，无毒，能安五脏，定魂魄，消瘀血，通五淋。近有以松脂伪造混售，松脂气味苦温，性不同则功自别。

炳章按：《南蛮记》云：宁州有折腰峰，岸崩则蜂出，土人烧冶以为琥珀。常见琥珀中，有物如蜂形。此说亦难凭信。《列仙传》云：松柏脂入地，千年成为茯苓，茯苓化为琥珀。今泰山出茯苓，而无琥珀，益州永昌出琥珀，而无茯苓，亦无实据。或

---

① 辟：通"避"。回避，躲避。《周礼·掌交》："使咸知王之好恶辟行之。"
② 拾芥：吸引芥草。明代周履靖《群物奇制》："磁石引针，琥珀拾芥。"

言龙血入地为琥珀，或言虎死时目光沦入地生琥珀，故又名虎魄。此属无稽神话，更无价值可言。《元中记》言：松脂入地为琥珀。《广志》云：哀牢县生有琥珀，生地中，其土及旁不草，深者八九尺，大者如斛，削去外皮，中成琥珀，初如桃胶凝结成也。《滇志》云：云南丽江出者，其产地旁不生草木，深八九尺，大者如斗，削去外皮，中成琥珀，红大明透者为血珀，最佳。黄嫩者力薄为金珀，次之。今蛮地莫对江猛拱地产此。夷民皆凿山而得，与开矿无异。《滇南杂志》云：琥珀产缅囊诸西夷地，以火珀及杏红血珀为上，金珀次之，蜡珀最下，供药饵而已。又云珀根有黑有白，有如雀脑。据诸家所说，是属矿物质无疑。《化学易知》云：琥珀为地内变化之松香，内含数种松香之质，《史廷飏说琥珀》云：琥珀为松柏等脂，埋置土内，日久遂成化石，虽云矿物，仍胚胎植物者也，其成分纯属有机化合，平均百分中含碳素七八点九四，水素一零点五三，酸素一零点五三。又往往有小虫肢体混合其内，是必当时虫类飞行，适触流动状之脂质中，陷入不复得脱（《南蛮记》所说，或此类欤），遂并而为一焉。色黄而赤，又有呈褐色者，艳红与黑，殆所罕见，则体为不规则状，多小颗，德国柏林博物馆所藏重量达十八磅，洵世界最大之产物也。性脆为半透明体，重量极低，与水相若。倘置于一另五一另九之海水中，则浮而不死，硬度二乃至二五，较石膏犹过之，以铜片擦之，则易损伤，以布摩之，生强电气，能引纸片毛发等，但传热极钝，加热至摄氏百五十度而始柔软，二百度至三百度而始溶解，若投于火最易燃烧，放黄焰与香气，其残余之灰烬，适如海绵状之炭物质，亦一奇观矣。其生产地，在北德之波罗的海滨，就中摩麦旦泽间，产额最多，其状态可分为二，其一属第三纪之下部渐新统，与褐炭层俱现，为母床。其二过海波之冲击，及风雨冰雪之作用，离母床，杂海沙而漂积，其产于海滨者，称海琥珀，质纯而均，历久不变色，比之山产，实远过之。一千八百六十年顷，撒谟兰岛发见琥珀母床后，其坑道近旁，常有天然露出者，与前纪之海滨产，同为北德之特色，此系德国产之琥珀，科学之研究也。更据中国产之琥珀，以药用者之鉴别，以深红明透质松脆者为血珀，最佳。广西产者，色红明亮为西珀，亦佳。黄嫩者次之，金珀更次。厦门产者，色淡黄有松香气，为洋珀，更次。他如云贵边省人死以松香樏填材底，伏土深久，松香由黄转黑，土人名曰老村香，以充琥珀。年久古墓中往往发见之，然神色黑无神光，仍含松香气，为最次，不入药用。欲辨真伪，试将琥珀摩擦之，能发电气，拾芥者真。伪者不发电气，放樟脑臭，置酒精中最易浸入，以刀削之，不能粉末而为小片，其硬度比天然产为高，皆为伪品。真者刀刮松脆成粉，凡安心神，定魂魄，宜生用。与灯芯同研，去灯芯，眼科宜入豆腐内煮用。

茯苓 十五

茯苓，当取整个切片，照之微有筋膜者，真。切之其片自卷，以结白为上。近来有一种镜片，多以米粉和苓末假造混充，闻又有以米粉包裹松根造成整个者，亦宜细辨。

炳章按：宗奭曰：茯苓，生于多年大松之根，乃松之精气盛而抑郁，发泄于外，结为茯苓，故不抱根，离其本体，有零之义也。精气不盛，止能附结本根，既不离本，故曰茯神。《淮南子》云：千年之松，下有茯苓，上有菟丝。宗奭曰：上有菟丝之说，甚为可信。时珍曰：下有茯苓，上有灵气如丝之状，土人亦时见之，非菟丝也。《典术》云：松脂入地，千年为茯苓，望松树赤者，下有茯苓。此皆言天然野生之茯苓，其生长在十年或数百年不等，得松之精气足，其皮黑皱，其肉坚致结白，不论何地产，皆为佳品。惟云南产，天然生者为多，亦皮薄起皱纹，肉带玉色，体糯质重为最佳，惜乎出货不多。其他产临安、六安、於潜者，种苓为多。其法用本地天产鲜茯苓捣碎如泥，种于肥土山叶茂松根上。先将松根旁离根二尺余，掘去泥土至见松根，将茯苓屑每株约一两，以竹箬裹附松之支根上，阅半年，施肥料一次，至三年起掘，则成二三斤重量之茯苓。然其生结不在原种根上，随气息止而结苓。往往有种于西杈根而结苓在东杈根，间有种而不结者，且松根下结苓，而叶必萎黄，或发红色，此即松之精气，收聚凝结为苓也。故土人望而即知其谓有苓，种苓外皮松浮而厚，内肉松而不坚结，色白无神，即种苓也，为次。凡茯苓有筋者去之。雷敩[①]云：茯苓有赤筋者，误服令人目中有星，多服致目盲，服茯苓者注意之。

茯神 十六

茯神，真者木心或在旁，或在中，亦不止一心，切开有筋膜者是也。假者木心在中，且止一心，而无筋膜。

炳章按： 茯神，即茯苓之抱木中心者。茯苓乃得松之气，自作块而大，不附着根。其抱根而青虚者，茯神也。其余鉴别法，详前茯苓条下。

---

① 雷敩（xiào 效）：南朝（宋）药学家，生活在公元 5 世纪。所著《炮炙论》，是我国最早的制药专著。

血竭 十七

血竭，一名麒麟竭。甘、咸，平，色赤，专入血分。散瘀生新，止痛生肌，善收疮口。《南越志》①云：麒麟竭是紫铆树之脂也，出南番，欲验真伪，但嚼之不烂如蜡者为上，磨之色透指甲者方真。今有以海姆血伪充者，味大咸，有腥气，不堪入药，须明辨之，毋为所误。

炳章按：苏恭曰：麒麟竭，树名渴留，紫铆，树名渴廪，二物大同小异。马志曰：二物同条，功效亦别。紫铆色赤而黑，其叶大如盘，铆从叶上出（炳章按：紫铆俗名紫草茸，乃此树上虫所造成，故《纲目》列入虫部）。麒麟竭色黄而赤，从木中出如松脂。颂曰：今南番诸国及广州皆出，木高数丈，婆娑可爱，叶似樱桃而有三角，其树脂从木中流下，滴下似胶饴状，久而坚凝乃成竭，色作赤色，采无时。旧说与紫铆相类，而别是一物。功力亦殊。《一统志》②云：血竭树略似没药树，其肌赤色，采法亦于树下掘坎，斧伐其树，脂流于坎，旬日取之，多出火食国。考诸家辨正，血竭确别有一物，惟《南越志》言是紫铆之脂，或亦传讹之辞。总之，血竭色要鲜红有光，质体要松，试之以透指甲者为真，以火烧之，有赤汁涌出，入纸无迹晕，久而灰不变本色者为麒麟竭，最佳。色紫黑质坚，外竹箬包裹者为鞭竭，略次。伪者以松香火漆做成，入火滴纸有迹晕，宜辨之。

---

① 南越志：古方志名，南朝（宋）沈怀远撰。该书内容丰富，涉及岭南地域沿革、地方山川名由、民间传说、风俗习惯以及珍稀物产，尤以动植物为最，可供学者研究岭南史地、民俗、生物等参考。

② 一统志：指官方的地理总志。

阿魏 十八

阿魏，辛、平，入脾胃，消肉积，杀细虫，去臭气。出西番，木脂熬成，气味极臭。试取少许，安铜器一宿，沾处白如银汞者真。今人多以胡蒜白伪造之，用者不可不慎。

炳章按：《新疆杂记》云：阿魏，伞形科之多年生草本也，高三四尺，茎径寸许，叶淡红色。五六月间，花丛生于顶，如茴香，气非常之臭，偶一沾之，数日不能去。其液名阿魏精，人取之贩卖，每斤价钱八钱，根茎如萝卜。径三四寸，长尺余，人取之以熬膏，每斤价钱三四钱，此即真阿魏也。《五杂俎》①云：黄金无假，阿魏无真。《本草纲目》则云：黄芩无假，阿魏无真，皆状其得之之难。而不知新疆塔城、伊犁镇西，以及迪化之孚远奇台等处，遍野漫山，直有用之不竭之势。牵羊、毒羊之说，尤为谬妄矣，且产于伊犁者，其味特香，尤为奇品。《觚賸》②云：《诺皋》③载波斯国出阿虞，长八九尺，皮色青黄，三月生叶似鼠耳，断其枝汁如饴，久而坚凝名阿魏。本草亦从之。近有客自滇中来，言彼处蜂形甚巨，结窝多在绝壁，垂如雨盖。滇人于其下掘一坎，置肥羊于内，令善射者飞骑发矢，落其窝，急以物覆坎，则蜂与羊共相刺扑，二者合并，取出杵用，是名阿魏，所闻特异。此说谬妄，不能取信，附录以待考正。据诸家本草亦多从植物类而生，并无此议。考近今市用色黄溏者曰溏魏，佳。黑者

---

① 五杂俎：笔记著作，明代谢肇淛撰。全书十六卷，说古道今，分类记事。计有天部二卷，地部二卷，人部四卷，物部四卷，事部四卷。

② 觚賸（gūshèng 孤剩）：笔记体小说，清代纽琇所作，共十二卷。

③ 诺皋：唐代段成式《酉阳杂俎》有篇名《诺皋》《支诺皋》，专记怪力乱神之事。后借指神怪小说。

名砂魏，次。按阿魏有三试法，以半钱阿魏安于铜器中一宿，有魏沾处如银者真；以一钱入五斗草自然汁中一宿，至明日如鲜血者，亦佳；一钱安柚树上，立干者亦佳。

天竹黄 十九

天竹黄，生南海镛竹中，此竹极大，又名天竹。故宗奭云：是竹内所生，如黄土，著^①竹成片者，今剖诸竹内，往往得之。按李时珍有言：竹黄乃大竹之精气结成，其气味、功用与竹沥同，而无寒滑之害。气味甘寒，凉心经，去风热，清痰火。真者难得，故肆中有伪品，或云即土石所造，色杂不可辨，用者不可不慎也。

炳章按： 李时珍《本草纲目》释名条下采注吴僧赞宁《笋谱》云：天竺黄生南海镛竹中，又名天竹，此竹极大，其内生黄，可以疗疾，本草作天竺之竺，非矣。李息斋《竹谱详录》云：镛竹出广南，绝大内空。节可容二升，交广人持以此量出纳，竹中有水甚清洁，溪涧四月后，水皆有毒，惟此竹水无毒。土人陆行皆饮用之，至深冬则凝结竹内如玉，即天竹黄也。可疗风痫疾。又如相迷竹，生黄州，状与镛竹大同小异，中亦有黄，堪作丸治病，然力不及镛竹云。沈存中《笔谈》补云：岭南深山中有大竹（即镛竹），内有水，甚清激，溪涧中水皆有毒，惟此水无毒，土人陆行多饮之。至深冬则凝结如玉，即天竹黄也。昔王彦祖知雷州时，盛夏至官山，溪涧水皆不可饮，惟剖竹取水，烹饪饮啜，皆用竹水。次年被召赴关东行，求竹水不可复得，问

---

① 著：古同"贮"，居积。

土人，乃知至冬则凝结，不复成水。适是夜野火烧林，木为煅烬，惟竹黄不灰，如火烧兽骨，色灰而轻。土人多以火后采集，以供药品，不若生得者为善，因生时与竹节贴牢，不易取凿耳。沈、李二公所说竹黄，确是近今天生之老式竹黄。

又考日本《竹谱》云：竹实酥、竹膏，皆汉之天竹黄也。因竹枯，筒中之露水，由湿热凝结如曲粉者，名天竹黄。田中方男云：此物系生于竹节间凝结物，大抵由纯粹玻石而成，于东印度中国，以供药剂之用，价甚贵。用于胆液性之呕吐、痰痫、血痢、痔疾及其他相类之症。《林氏本草》云：竹条中之黄，乃竹所含有之乳汁液，干而凝结者，性与新竹之甘味液相同，至于老竹则色液俱变，结为坚块，恰如一种浮石，有异味，而收敛异常，俨如已烧之象牙。印度名之曰竹糖，汉医名曰竹黄。《植物字汇》云：若竹干过于坚密，则其节中以得太阳之温度，而次第凝结之故，自然滴液如蜜，即古来所传竹实酥也。法大字书云：竹节间，有名他伯希尹尔者为玻石质，而杂以灰石质少许，及有机性之物质，是昔所最珍奇者也。由是观之，则老竹节间所潴留之甘液，次第凝结为砂石状者也，其性为玻石质。玻石质者，木贼、麦秆等之坚质所具之质也。本邦九州，竹中有液者甚多，特萨州竹中，出有砂石状之物。迄七八月割之则出水，十月、十一月则成砂块，灰黄色。

综观东西洋诸学说，其名虽有竹实酥、竹膏等之异。辨其生成形态，与沈、李之发明，亦相吻合，然亦足资参考，以补我中华旧有本草之所未详，比较现行老式片天竹黄一一符合。余如大明云：此是南海边竹尘砂结成者。宗奭曰：此竹内所生如黄土，著竹成片者。马志曰：天竹黄生天竹国，今诸竹内往往得之，多烧诸骨灰及蛤粉等杂之者云云。大抵如近人云人造者。依据此说也，近时作伪者不独以蛤粉等制造，甚至有用水门汀伪造者，可谓天良伤尽者也。然伪造形态易于鉴别，与天然生成者，形色不同耳。

┃卷　四┃

石部

朱砂 一

丹砂，始出涪州山谷，今辰州、锦州及云南波斯蛮獠洞中，石穴内皆有，而以辰州为胜，故又名辰砂。大者如芙蓉花，小者如箭镞。研之明净鲜红，斯为上品。近今市肆有以铅丹掺入朱砂，又用代赭掺入辰砂，贻害多矣。

炳章按：朱砂，体质极重，鲜红、朱红色至褐红色之粒块，亦有成细小透明之斜方之结晶体者，或为红色粉末，有时含有机物，则颜色殆黑不明亮，俗为阴沙，实内含有锑质，或铁质、铜及各种硫化物矿相伴，不堪入药。周去非云：据本草金石部，以湖南辰州所产为佳，虽今世亦贵之，今辰砂乃出沅州，其色与广西宜州所产相类，色鲜红微紫，与邕州砂之深紫微黑者大异，功效亦相悬绝。盖宜山即辰山之阳故也。虽然宜辰朱砂虽良，要非仙药。尝闻邕州石江溪峒，归德州大秀墟，有金缠砂，大如箭镞，而上有金线缕文，乃真仙药，得其道者，可用以变化形质。试取以炼水银，乃见其异。乃邕州烧水银，当朱砂十二三斤，可烧成十斤，其良者十斤真得十斤。惟金缠砂八斤可得十斤，不知此砂一经火力，形质乃重，何哉？是砂也，取毫末而齿之，色如鲜血，诚非辰宜可及，惜乎出产不丰，不能分销全国耳。今所通行者，皆湖南辰州及云南贵州出者。苟能片大而薄如镜面光亮，色紫红鲜艳明透者为镜面砂，亦佳。如整粒者为豆砂，能起镜面光艳，亦佳；细如粉屑者为米砂，略次。如呆色紫暗不明亮者，即阴砂，内含锑[①]质或铁质，为更次，不宜入药用。

硇砂 二

时珍曰：硇砂性毒，服之使人硇乱，故名。恭曰：硇砂出西戎，形似牙硝，光净者良。苏颂曰：西戎来者，颗块光明。大者有如拳，重三四两；小者如指而入药。近有一种如秋石，味咸。又一种如猪肝色，有星点，不知是何石所混充，皆为赝品，不用为善。

炳章按：《石雅》云：硇砂者何，即绿化阿麻尼亚是也，或作碙。方书一名狄盐（《日华本草》），一名北庭砂（萧炳四声），又名气砂（《图经本草》）。或作硇砂。硇砂古以出北庭为显，故名北庭砂。北庭即西域火州，在汉为东师前王地，隋为高昌，唐置西州，宋时回鹘[②]居之，元时始名火州。《明史》云：其地多山，青红若火，故名火州。《方舆纪要》云：火焰山在柳陈城东、连亘火州，是火州殆以火焰山得名也。《高昌国传》云：北庭山中出硇砂，山中常有烟气涌起，无云雾，至日光焰若炬火，照见禽鼠皆赤。采者着木底靴取之，皮底者即焦。下有穴生青泥，出

---

① 锑（tī 踢）：一种金属元素。
② 回鹘（hú 胡）：即回纥。我国古代西北方少数民族名。

穴外即变为砂石，土人取以治皮。苏颂《图经》云：今西凉夏国，及河东陕边州郡亦有之。西戎来者颗粒光明，大者如拳，重三四两，小者如指，边界出者，杂砂如麻豆粒，彼土人谓之气砂。《方舆纪要》谓：兰州南四十五里有硇砂洞，出硇砂。又太原府河曲县西五里有火山，上有硇砂窟，下有气砂窟。若然则硇砂亦出内地边界矣。然而碎如麻豆又杂砂石，则疑与西土来者，精粗或异矣。于今所见形块粗末，色带黄赤，味辛咸多孔，遇火白烟如云起，古曰气砂，洵可谓名符其实矣。《新疆矿产调查记》云：硇砂产于阗之鲁村达尔乌兰布孙山，及拜城硇砂山者，为红硇砂，产于库车者为白硇砂。《新疆杂记》云：硇砂产于阗硇付达尔乌兰布孙山，及拜城之硇砂山，库车之大鹊山。徐星伯云：其山极热，望之若列灯。取硇沙者，春夏不敢近，惟严寒时取之。入山采取亦必去其衣服，着以衣包，仅露二目。至洞内凿之，不过二时，皮包已焦，取出砂石，每千斤得纯砂石少许，着石上红色星星，携此必用瓦坛盛之，但坛不可太满，满则受火气熏蒸，致于破裂。硇砂善挥发，受风受湿，皆可发挥净尽。故坛藏必须密闭，贾人在此时，行数日。遇天气晴明无风时，则稍揭其封口，以出火气。又云：运库车时，曾携数十坛，行抵伊犁，则石皆化为黄粉，而纯砂不见矣。若白色成块者不易化，可以及远。内地所谓硇砂即此是也。以上所辨为上品之淡硇，内地不能可得，近今所通行者，皆咸硇、石硇，为不道地。亦有高下不同，如色如朱砂，或淡红起镜面西土产者佳。如猪肝色者，名猪肝硇，或曰洋硇者次之。山西出者为石硇，亦次。陕西出者为香硇，红色者亦佳。湖广出者为咸硇，又名江砂，其色要白者佳，食盐色者次。

风化硝 三

风化硝，乃芒硝用萝卜煎炼去咸味，置之风日中，吹去水气，则轻白如粉，故名风化硝。市肆中有以玄明粉伪充者，殊不知玄明粉是用朴硝、芒硝，以甘草煎过，置泥罐中用火升煅。制法既别，功用悬殊，误人不浅。

炳章按： 风化硝，乃皮硝所提炼而成。皮硝又名朴硝，产于江北、通州、山东，生于斥卤之地，经冬令西北燥风冷气凝结成硝，扫取即名皮硝；再以皮硝入水煎烊，去杂屑，经宿凝结，状如盐末，名曰朴硝；再以水煎，澄去渣滓，入萝卜数枚同煮熟，倾入盆中，经宿则凝结成白硝如冰。其表部生有细芒如锋者为芒硝，其生牙似圭角，作六角棱，纵横玲珑，名马牙硝。又以其似白石英，故又谓之英硝，其再以萝卜汁煎炼，至去咸味为甜硝。置风日中吹去水气，则轻白如粉，即风化硝是也。若同甘草汁煎过，鼎罐升烧，则为玄明粉也。

赤石脂 四

赤石脂始出南山之阳，及延州、潞州、吴郡山谷中，今四方皆有，乃石中之脂，故揭石取之。以色如桃花，理腻黏舌缀唇者为上。为少阴肾脏之药，又色赤象心，甘平属土。近有伪品，即黄土混充，色粗不能黏舌，勿用为要。

炳章按： 时珍曰：膏之凝者曰脂，此石性黏，能固济炉鼎①，盖兼体用而名也。石脂有五色之分。赤石脂原出济南，今

---

① 炉鼎：炉灶与鼎，炼丹用具。多借指内丹家所说的丹田。

苏州、余杭亦出，性不甚佳。《石雅》云：石脂即垩土。垩，白土也。方书名其石脂者具五色，今以赤、白二种验之，亦高岭之类，其赤者殆即所谓红高岭也。吴地余杭山有白垩，色如玉，甚光润，号曰石脂，则白石脂即白垩，愈无疑矣。赤石脂色淡红如桃花色，细腻滑润者佳。近有新式石脂，色赤质粗，不细滑，不知何种土质，其次无疑，不可入药。

虫介部

珍珠 —

伪名药珠，每用上海假珠或广东料珠伪充。若研为粉，更难辨识。按珠类不一，入药当以蚌珠为贵，不用首饰及见尸气者，宜拣新完未经钻缀之珠，以人乳浸三日煮过，方可捣研。一法以绢袋盛入豆腐内，煮一炷香，不伤珠质，研细如粉，方堪服食，不细则伤人脏腑。古方外证多用，汤药罕用。近人汤剂喜用苏珞珠，又岂料为假珠所欺诳乎？用者慎之。

炳章按： 范成大《虫鱼志》云：珍珠出合浦，海中有珠池，蜑户①投水采蚌取之，相传海底有处所如城郭，大蚌居其中，有怪物守之不可近，蚌之细碎蔓延于外者，始得而采之。《岭表录

---

①蜑（dàn 但）户：中国南方少数民族之一，居住在广东、福建等沿海地带，以船为家，从事捕鱼、采珠等劳动。明洪武初，始编户，立里长，由河泊司管辖，岁收渔课，名曰"蜑户"。

异》云：珠池，在廉州边，海中有洲岛。岛上有大池，谓之珠池。每年刺史亲监珠户入池采珠，以充贡赋，皆采老蚌取而剖珠，池在海上，其底与海通，其水乃淡，深不可测也。土人采小蚌肉作脯食，亦往往得细珠如粱粟（即今之廉珠也），乃知珠池之蚌，随其大小，悉胎中皆有珠矣。而今之取珠蚌者，云得之海边，不得于池中也。其北海珠蚌种类小，土人取其肉，或有得珠者，色黄白不甚光莹（或即今之药珠也）。蚌中又有一种江瑶者，腹亦有珠，皆不及南海者奇而且多。宗奭曰：河北溏濼中亦有珠，圆及寸者，色多微红。珠母与廉州者亦不相类，但清水急流处，其色光白，浊水及不流处，其色暗也。熊太古《冀越集》云：禹贡言淮夷①蠙珠②。后世乃出岭南，今南珠色红，西洋珠色白，北海珠色微青，各随方色也。予尝见蜑人入海，取得珠子树数株，状如柳枝，蚌生于树，不可上下，树生于石，蜑人凿石得树以求蚌，甚可异也。《南越志》云：珠有九品，以五分至一寸八九分者，为大品，有光彩。一边似镀金者名珰珠，次则走珠、滑珠等品也。《格古论》云：南番珠色白圆耀者为上，广西者次之，北海珠（即药珠）色微青者为上，粉白油黄者下也。西番马价珠为上，色青如翠，其老色夹石粉青油烟者下也。凡蚌闻雷则瘦瘦，其孕珠如怀孕，故谓之珠胎。中秋无月，则蚌无胎。《左思赋》云：蚌蛤珠胎，与月盈亏是矣。陆佃云：蚌蛤无阴阳牝牡，须雀蛤化成，故能生珠，专一于阴精也。龙珠在领，蛇珠在口，鱼珠在眼，鲛珠在皮，鳖珠在足，蛛珠在腹，皆不及蚌珠也。据近时市上所通用，最上者为濂珠，即廉州合浦县珠池所

---

① 淮夷：古代居于淮河流域的部族。
② 蠙（bīn 宾）珠：蚌珠，珍珠。

产，粒细如粱如粟，色白光滑有宝光。其次曰药珠，种类甚多，即北海所产，色白黄有神光者亦佳。惟色黑质松者为最次，不入药用。

蟾酥 二

蟾蜍，生江湖池泽间，其眉间白汁谓之蟾酥。以油单纸裹眉裂之，酥出纸上阴干用，或以蒜及胡椒等辣物纳口中，则蟾身白汁出，以竹篦刮下，面和成块，干之。闻有一种假酥，系面粉及别药伪造，万不可用。

炳章按：鲍叔真《医方约说》云：蟾酥乃治诸毒之要药也。制合得宜，傅服皆可用。蛤蚆皮即蟾皮也，大能收毒外贴，不可缺也。《嘉兴县志》云：宫中用蟾酥锭，于每年端午日修合，各坊车蛤蟆至医院者亿万计，往时取用后率毙，盖两目俱废，不能跳跃也。东山朱公典院事命止刺其一遍，得苏者甚多。此事似微，然发念甚真，为德不浅。王文谟《碎金方》：取蟾酥法，先将牙皂角三两，煎水三沸，旋候冷，用大口瓮或缸盛水，将癞蛤蟆不拘多少入中，以稀物覆之，勿令跳出，过一宿，其酥即浮水面，若未浮，其酥即在身上矣，可用竹刀刮下用之。《本草明辨》云：端午日以大蛤壳未离带者，合于蛤蟆眉上肿处，用力一捻，则酥出壳内，贮于油纸候干。江南出者为杜酥，要无面块神色起亮光者佳。无锡出者，中有竹节痕。浙江杭、绍出者为片子酥，粉质少者亦佳。山东出者为东酥，色黄黑味麻辣，不上二层之货。盖酥本无定色，但验其粉之轻重以为衡，如看成色，以水一碗将酥化开，放入水。如乌见水即变色，水面有泡沫者真，伪者见水不动，而粉质渐露矣。

蕲蛇 三

真蕲州所产之蛇，龙头虎口，黑质白花，胁有二十四个方胜文。腹有念珠斑，口有四长牙，尾上有一佛指甲长一二分，肠形如连珠。市肆有用本地白花蛇伪充，欲辨真伪，但视蛇虽干枯，而眼光不陷者为真。故罗愿《尔雅翼》有云：蛇死目皆闭，惟蕲蛇目开如生耳。

炳章按：《虞初广志》云：蚺蛇大者达十余丈，围可八九尺，为蛇中之最大者，故又名王蛇，属动物学蛇类中之阔口类。其部分之构造，头部以下，躯干及尾，无显然之判别。皮肤中含有色素，成特有之体色。外皮半脱数次，谓之蛇脱，此系蛇类之特别机关。因蛇类外皮，无生长之力，故苟躯干增大，势必脱去之也。心脏具二心耳，一心室，故生理学上之消化作用欠缺，而血行迟缓，其所以成冷血动物者此也。此蛇腹部之下，尚存有后足遗迹，由动物学之历史考之，可知其蜕变之迹。现多产热带诸地，岭南亦著，皆夙以为贡品。如《唐书地理》所谓广州土贡鳖甲，蚺蛇是也，常栖树上，虽无毒齿，而筋肉强大，能咬杀人畜，候獐鹿过者，吸而吞之，至已溶化，即缠束大树，出其头角乃不复动，土人每伺而杀之。其所以能吞较己大之动物者，即以此蛇无胸骨，而体中筋肉可任意张缩也。金楼子有《楚辞》云蛇有吞象，其大如何之句，或谓指巴蛇，或云即指此也。《埤雅》①云：蚺蛇尾圆无鳞，身有斑纹，故如暗锦缬，似龟行地，常俯其

---

① 埤（pí 皮）雅：训诂书，宋代陆佃作。共20卷，专门解释名物，以为《尔雅》的补充，所以称为《埤雅》。书中始于释鱼，继之以释兽、释鸟、释虫、释马、释木、释草，最后是释天。

首，胆随日转，上自近头，中自近心，下自近尾。蚺蛇肉，俗谓食之辟蛊毒，其牙长六七寸。土人云：利远行，避不祥。每枚值牛数头，其说亦见于《括地志》。然最贵者为胆，能疗疾。唐时敕令桂贺泉广四州，轮次以进。段公路亦云：广州南海县，每年端午日，尝取其胆贡进，蛇则诸郡采送事参亲看出之。郑重如此。实则由身中具一种特别之液体，利去风湿诸疾。其皮性坚韧，可鞔鼓，今潮州亦有为之者，其声绝类象皮鼓。盖蚺蛇全体殆无一非有用之材也。故叔夜《养生论》云：蚺蛇珍于越土。而南裔《异物志》亦云：蚺惟大蛇，既洪且长，采色驳荦，其文锦章，食豕吞鹿，腴成养创，宾享嘉食，是豆是觞。皆驳之也，特《晋中兴书》所云：颜含嫂，病困，须蚺蛇胆不能得，含忧叹累日，忽一童持青囊授含，乃蛇胆也。其他如《簪云楼杂记》云：沈公某，其乡人也，明万历间巡抚滇南，初至文武来谒，有参将貌甚丑陋，厥首仅存白骨，绝无额准辅颐，唯目光烁烁腾注，公大惊，独留问故，自言兹地蚺蛇，千岁以上者高数丈，亘四五里，恒宵游遇豺虎诸兽，则及而吞之，其于人亦然。某曾夜归，觉为风摄去，蹴趋如坐丹炉中，万火齐发，腥秽且逼人，某疑入蚺蛇腹矣，亟抽刀割之，约厚五六寸，任此蛇撼天抢地，奔跃数十里外，经时缠出，而此蚺蛇已死，某通体殷红，烦上皮肉俱尽，倦而寝，及窹始疼。阅半载方愈，此约长五里，山中人就取脂燃灯，鳞火如笠云。据前辨蚺蛇，乃产两广深山热带地者，故其形甚大。我浙江金衢严等所产亦多，惟大者绝少。是蛇一日中惟午时开眼，其捕法，以长竹竿端系绳圈，打于丛草上，如下有蚺蛇，则草经打摇动，而蛇遂直立欲扑状，即以绳圈套于蛇身抽紧，则蛇将绳缠紧，遂持竹竿于石上，将竹竿压于蛇上，以利刃剖蛇腹去肠脏，以竹枪撑而晒干。惟胆亦取出收藏，以作药用。郑君有言以白花蛇伪充，白花蛇甚小，重不及两。干蚺蛇大者十余两，小者五六两，断不能可充，且白花蛇价昂蚺蛇十倍。惟初生小蚺蛇充白花蛇，或亦合理。惟斑纹亦有不同耳。

红点蛤蚧 四

蛤蚧，生岭南山谷及城墙，或大树间。形如大守宫，身长四五寸，尾与身等，自惜其尾，见人取之，多自啮断其尾而去，药力在尾，尾不全者不效。《北户录》云：其首如蟾蜍，北绿色，上有黄斑点，如古锦纹，其声最大。苏颂云：入药肆须雌雄两用最灵，或云阳人用雄，阴人用雌。雷敩曰：雄为蛤，身小尾粗；雌为蚧，皮细口尖，身大尾小，气味咸平有小毒。治虚劳嗽喘，助阳益精，大有奇功。李珣曰：凡用须炙令黄色熟，捣，口含少许，奔走不喘息者为真也。今市肆有一种红点蛤蚧者，有大毒，万不可服。用者须拣尾全者，细验皮色，有无红点，方可入药。

炳章按：《檐曝日记》云：蛤蚧，蛇身而四足，形如虦虎，身有瘢，五色俱备。其疥处又似蛤蟆，最臭恶。余初入镇安，路旁见之，疑为四足蛇，甚恶之，问土人乃知为蛤蚧也。郡衙傍山，处处有之，夜辄闻其鸣。一声曰蛤，一声曰蚧，能叫至十三声方止者乃佳。其物每年一声，十三声则年久而有力也。能润肺纳气，壮阳益气，口咬物则至死不释，故捕者辄以小竹片嬲①之使咬，即携之来，虽已入石缝中，亦可乘其咬而掣出也。遇其雌雄相接时取之，则有用于房中术，然不易遇也。药肆中所售两两

---

① 嬲（niǎo 鸟）：戏弄。

成对者，乃取其两身联属之耳。其力在尾而头足有毒，故用之者，必尾全而去其头足。郑君云红点，或指活时言，其活时身上五色俱备。在市上通行者，色皆青绿色，有鳞屑而无红点也。

苏蜈蚣 五

蜈蚣，以苏州产者为良。闻苏人采取生草堆积腐烂，日久便生，曝干外货，背光脊绿，足赤腹黄，此易辨物也，舍苏蚣均不可用。市肆有以本地所产混售，闻有一种千足虫，一名马陆，形最相似。若误用之，并把着腥臭气入顶，皆能毒发致死，不可不慎。

炳章按： 蜈蚣，江苏苏州洞庭山出者多。头红身黑有光，大者最佳。常州吴江县锅山出者少，头红身黄色略次。四川出者，头黄褐色，身黑褐色，小多力薄亦次。浙江余姚县出者，头亦红身黑褐色略次。大抵用者须择长大头尾全，全身黑而有光者为道地。项元麟曰：近时有一种千足虫，其形相似，惟头上有白肉，嘴尖者，最毒。不宜作蜈蚣用。

绛纬 六

用洋红染轻麻伪充，以指蘸水，略搓便见。按绛纬乃红花所染，红花苦温入肝经血分，丝为蚕之精气，可以息内风。制为纬又取其通络，故古方肝着汤用之辄验。若以洋红染造，则失之远矣，况洋红有毒乎？尤可恨者，近日医家疏方，已经旁注洋红染不用，而贪利之徒，偏以此欺骗病家，是太无天良者矣。

炳章按： 绛纬，如系真红花水染者，滚水泡之，永不变色，入罐煎过，则成黄色者真。若用洋红水染者，水泡其水即红，以此分辨，万无一失。

䗪虫非蔗虫 七

䗪虫，《本经》名地鳖，《别录》名土鳖。形扁如鳖，有甲不能飞，小有臭气。此物好生鼠壤及屋壁地棚之下，气味咸寒有毒，专破癥瘕。考仲景《金匮》鳖甲煎丸用之，殆病疟日久，结成癥瘕，大黄䗪虫丸用之。治虚劳腹满，内有瘀血，下瘀血汤用之。治产后腹痛，内有干血，土瓜根散用之。治经水不利，少腹满痛，以其消癥而破瘀也。去冬因用蔗虫，以催痘浆，调查各药铺，方知所制鳖甲煎丸、大黄䗪虫丸，皆用蔗虫，以讹传讹，皆由吾国药剂师互相传授，未读方书，不明本草，以致贻误匪少，堪发一叹。不观夫古人制字，䗪字其下从虫，蔗字其上从草（或作樜旁从木），足证蔗虫由草本而化生，非如䗪虫之从湿土而出也。又按蔗虫，气味甘微寒，为发痘行浆，托痈清毒之妙品。且能化痰醒酒，和中利小便。产广东潮州及福建漳泉蔗田中，形如蚕蛹，食蔗根而化生，土名蔗蛄。其味甘美，土人有用之以佐酒席。考《本草拾遗》及《南京医学报》均有发明。可见䗪虫与蔗虫，性味不同，形质亦异。古人定方用药，各有主义，胡得妄行配制，以失效用。伏望热心同道，与药商知好者，将此通告，苦劝改良，幸勿再蹈故辙，是所跂祷。

炳章按： 王士雄云：潮州蔗田接壤，食蔗之虫，形如蚕蛹而小，味极甘美，性凉，解热毒，助痘浆，可与兰虫并傅。施可斋

《闽杂记》①云：漳泉各处，二三月间，市上卖生熟甘蔗虫。甘蔗老根中生也，生者如蚕而细，灰白色，光润无茸毛。熟者以油灼过，拳曲如蜂，淡黄色，味极鲜，佐酒尤佳。考甘蔗性寒，故王维谢赐樱桃诗：饱食不须愁内热，大官还有蔗浆寒。此虫既生蔗中，宜亦性寒矣。而吾乡医者，治小儿痘浆不起多用之。或有云性热，本草不载，不能辨也。又据《两般秋雨庵随笔》②载姚承宪咏甘蔗虫诗：蕴隆连日赋虫虫，渴念寒浆解热中；佳境不须愁有蛊，蔗生原可庆斯螽；似谁折节吟腰细，笑彼含花蜜口空；毕竟冰心难共语，一樽愁绝对蛮风。玩诗次句，似亦谓其性寒，惟云蕴隆连日，则是夏月方有。诗在粤中所作，岂粤中夏月始卖，而漳泉独早在二三月耶。而郑君出产时期，亦未辨明。惟气味甘微寒，发痘行浆等效用，确与王施二君发明吻合。郑君所言，可见皆从实验，吾于斯益信。惟䗪虫确是地鳖虫，即仲景大黄䗪虫丸等用之，以化癥瘕去瘀血，端不能以甘蔗虫代之。吾谓以后业药者，暇时亦宜阅览本草，参对方书，庶不致再误人命矣。

---

①闽杂记：是清道光至咸丰年间在福建为幕僚的浙江钱塘人施鸿保（字可斋）所著。他以外地人新鲜的眼光和独特的视角，将自己的所见所闻及时搜集、记录，为我们提供了福建（福州为主）丰富的风俗民情和稗官野史的相关文字资料。

②两般秋雨庵随笔：丛著杂纂类笔记，清代梁绍壬著。共八卷，可分为稽古考辨、诗文评述、文坛逸事、风土名物四类。

兽部 附人部

犀角 一

用黑咒角及水牛角，雕琢形似，假造混售。鑢便之粉，或锯便之屑，更难辨别。按李时珍云：犀出西番、南番、滇南交趾诸处，有山犀、水犀二种。水犀出入水中，尤难得。弘景云：入药惟取雄犀。生者为佳。若犀片及见成器，物已被蒸煮不堪用。宗奭云：鹿取茸，犀取尖。其精锐之力，尽在是也。用者当拣选角质乌黑，肌皱折裂光润者，错屑入臼，杵细研末，或当面鑢粉，或取顶尖磨水取汁尤佳。再李珣有云：凡犀角锯成，当以薄纸裹于怀中，蒸燥乘热捣之，应手如粉。此法今人鲜知，故罕用耳。

炳章按：《岭表录异》[①] 云：犀牛似牛形而猪头，脚似象，蹄有三甲，首有两角，一在额上为咒犀，一在鼻上较小为胡帽犀，鼻上者皆窘束而花点小，多有奇纹。牯犀亦有两角，皆谓毛犀，俱有粟纹，堪为腰带。千里犀中或有通者，花点大小奇异，固无常定，有编花路通，有顶花大而根花小者，谓之倒插通。此二种亦五色无常矣。若通处白黑分明，花点差池，计价巨万，希世之宝也。予久居番禺，诸犀各曾经眼，又有堕罗犀，犀中最大，一株有重七八斤者，云是牯犀。额上有心花，多是撒豆斑色，深者

---

① 岭表录异：地理杂记，全书共三卷，唐代刘恂撰。此书与《北户录》同系记述岭南异物异事，也是了解唐代岭南道地物产、民情的文献。

堪为胯具，斑散而浅者，即治为杯盘之用。又有骇鸡犀（群鸡见之惊散）、辟尘犀（为妇人簪梳尘埃不著发）、辟水犀（行于江海水为开置角于雾露中经久不湿）、光明犀（置暗室自光明也）。此数犀但闻其说，不可得而见也，录之以备参考。《海岛逸志》云：犀牛大过于牛，皮如荔壳，而纹大如钱，背皮如马鞍以覆其项，头似鼠，嘴似龟，足臃肿如象，好行荆棘中，喜食藤刺，头一角在鼻梁。世所绘其角在额者非也。此余所目睹，其行林中，触树多折。此头一角，或即牸①犀也。沈萍如云：犀角，本草载出西番、南番、滇南交广诸处，有山、水、兕三种。山犀易得，水犀难见，并有两角，鼻角长而额角短。水犀皮有珠甲，山犀则无。兕即牸犀，止一角在顶，纹理细腻，斑白分明，不可合药。盖牯角纹大，而牸角纹细也，其纹如鱼子形，谓之粟纹，纹中有眼，谓之粟眼。黑中有黄花者为正透，黄中有黑花者为倒透，花中复有花者名重透，并名通犀，乃上品也。花如椒豆斑者次之，乌犀纯黑无花者为下品。其通天夜视有光者，名夜光犀，能通神。又有角上有纹直上至端，夜露不濡者，名通天犀。《羌海杂志》云：犀牛皮厚而无毛，鼻上生前后两角，后之所产只有一角，为解热之特效药。且亦自能解角，角藏于岩穴中。猎人以如其形木角易之，则次年解角仍藏原处，否则更易他处，不复再见矣。今就市上所通行者，惟暹逻角为最佳品，其外有槽，根盘内有蜂窠形，中凸出如墩，两畔陷，纹粗。刨片，白多黑少，为上品。交趾产者，外无槽，内无墩。纹较细者次之。又有一种天麻角，性硬，更次。云南产者，角尖长，其气臭，最次。凡犀角为热症中之退

---

① 牸（zì 自）：雌性牲畜。

热特效药，关系人命生死，非寻常药可比。必须采办的真暹逻角为要，须看色黑。劈开处直纹粗丝者为妙，尖上头圆更佳。试法以真犀角置为酒器，则清香为异耳。沈萍如云：犀角以有花纹而粗者为贵。今市人多以云贵山中野牛、野羊角伪之，其角黑而无花纹，且气羶耳。此等伪角，害人生命，不宜用之。

羚羊角<small>羚字古作羚，今省笔作羚</small> 二

用白兕角及白牛蹄，琢磨伪充，其现切之羚角丝，尤难辨识。按羚羊产梁州真州各处，商洛诸蛮山中及秦陇西域皆有。角长尺余，有节特起，环绕如人手指握痕，得二十四节者，尤有神力。今多用尖，取其精锐坚刚之力也。宜拣选地道顶尖，磨水取汁，用之尤灵。

炳章按：羚羊不独真伪须辨，而锉法亦须改良。吾绍药业有见于斯，民国十四年二月间，嘱余撰《浸锉改燥锉理由书》，已刊登第十五期绍兴医药月刊，兹再摘录于下。考麢羊（俗作羚羊）属脊椎动物哺乳类，有胎盘类，反刍偶蹄类。羚羊科，形似小鹿，性至灵，故字从鹿从灵。藏器云：羚羊有神，夜宿防患，以角挂树不着地，但角湾中深锐紧小有挂痕者为真，疏慢无痕者非也。按羚羊形虽似鹿，又类山羊，口吻尖锐，面部三角形，耳轮大，眼有光，头上皆有长圆无枝之短角，从眉间伸出，间有曲轮，或略卷曲，或向后钩曲。角基中空，角心如笋，一次脱落（自落者为死角）不再生。毛柔滑而密，色概灰黑或褐黑色，背部与前膊间灰褐色。四肢细长，概黑褐色。尾短蹄小，身瘦狭，体长约四尺。栖于深山，常群栖。性温顺，有深虑。善疾走及跳跃，嗅觉敏锐，具灵异之性。终身爱护其角，故其精神亦

凝聚于角，以角入药，能清热息风，舒筋解毒，明目透疹，驱邪辟虫，子痫痉厥，犹为要药。产于亚美欧台湾安南者，类别有十余种之多。产中国者，如陕西哈密外归化城，新疆奇台县为最佳。巩昌汉中者次，亦有黑白二种。黑者清肾肝热，白者清肺热息风。近年以白者为重，故市上仅有白羚羊，黑者多无觅。讵知近年药用渐繁，捕猎殆尽，因而价值日昂。且羚羊质性坚硬，刀切不入，我业习俗，以形式相竞，镑片入药，以求雅观。查其镑片之法：先将羚羊水浸七八日，再用滚水泡透，经此手续，化坚为软，则镑之片张阔大，形式虽雅观，然经水浸泡，汁液尽出，性味已失，反增腥臭恶气，治病功能已大半消失。尝考古人修治羚羊之法，先用铁锉锉细，再捣筛极细，更研万匝。入药免刮黏胃肠，使原质不失，效力完固，法良意美，同人等审度。近日人心不齐，一经研末，真伪莫辨，难免以伪乱真，则害人更甚。我同人等本良心之主张，为改革弊害起见，邀集同业行店在会馆集议，述明羚角浸镑弊害原理。经众讨论，金[1]谓不落水燥镑，庶几[2]性味不失，真伪仍可鉴别，为全体所公认。惟燥镑片张虽碎小，主治效能，实较浸镑优胜十倍云。（下略）

麝香 三

麝形似獐而小，色黑，常食柏叶及蛇虫。其香在脐，故名麝脐香。又名当门子，生阴茎前，皮内别有膜袋裹之。至冬香满，入春脐内急痛，自以爪剔出，覆藏土内。此香最佳，但不易得。今惟得活者看取，必当全真，出羌夷者最好。出隋郡义阳晋溪诸

---

① 金：全，都。
② 庶几：或许可以，表示希望或推测。

蛮中者亚之。出益州者形扁，多伪。凡真香一子分作三四子，刮取血膜，杂以余物，裹以四足膝皮而货之，今货者又多伪，闻土人多以香猫肾伪充，考刘侚《西域记》有云：黑契丹出香猫，粪溺皆香如麝气，故有取其粪，用杂兽血膜伪造为麝香，近又有以荔核煅为灰，装入真麝香皮袋中混售，贻害不浅，凡入药须辨真者用之。

炳章按： 麝为壮鹿类而无角，其尾甚短如山羊，嘴上之棱牙如野猪，其种大小不一，皮毛之色，生而数变。初酱色与褐黑色，继变红褐，至白灰色而老矣。全身生毛，惟嘴无毛须，其旁面有纵长之斑点，背多横纹，然形状虽笨，而腿力甚速，故猎捕甚难，腹下之脐，即名麝囊，割破其囊，即得麝香矣。其肉因香气芬烈，土人视为美味，其囊之大小，关乎麝之年岁与强弱。产地首推西藏高山中，或喜马拉亚山，以及云贵等省之山内，东三省与蒙古亦产之，黄河以南虽产似麝，其实本草所谓香狸，非麝也。《羌海杂志》云：青海江拉、希拉之间，重岩复洞，产麝尤多，大抵山有香麝，必有香气，远闻之香烈而略带腥，忽隐忽现，若即若离，麝穴愈近，而其腥愈不可闻。循其气味而寻之，百不失一。麝脐最秽，常流血液，天日晴时必仰卧于草地，而曝其脐，脐眼突出大如缽，腥臭异常，蚊蝇蚁蚋飞集蚀之，脐眼突然缩入，微虫碾如斋粉，一日数次，脂渐凝厚，此谓草头麝，药肆常用之品也。曾吸入蜂、蝎、蜈蚣、毒虫类者，脐有朱砂点，谓之红头麝，其品已高。最贵者曰蛇头麝，毒蛇吮其脐，麝惊痛而力吸，跳踯狂奔，蛇身伸屈盘结，坚不可脱，须臾蛇身截然而断，首即腐烂于内矣。脐有双红珠，是为蛇眼。得此配药，其香经久不散，医治毒症，功效无比。缪仲淳云：香有三品。一曰遗香，是麝脐闭满，自于石旁用蹄尖挥落者为最佳，其地草木枯焦。二曰膝香亦佳。三曰心急香，被诸兽惊恐遗落取得，见心流脾结作一血块，隔山间亦有香气。此三者皆为佳品。今时以陕西哈密出者，其色黄，香味深厚者佳。山西五台山羊来出者，其壳如猪脬亦佳。四川松盘山出，名蝙蝠香，皮厚有毛亦佳。云南有一种无壳散香，色黑有骚气者次。大抵聚于蜀之打箭炉者名川香，聚于云南者名云香，陕西之兰州者名芥州香，皆良。其形圆，香气浓厚，历久不散。产于张家口以外归化城，以及内外蒙古者，名西口蝙蝠香。产于东三省，聚于营口者，名东口蝙蝠香。其形皆扁，气味微薄而带骚气，略次。盖麝香真色乃紫红与墨色，近世作伪者，将少许蝙蝠香杂以多数之香料屑末掺入，且加以相当之颜料，形似真者彷佛。辨别真伪者，大抵鼻嗅香气芬烈与微薄，以香料之香，与麝香之香，显能分别。况真者气味不但袭人，且日久不散。伪者香不能袭人，稍久嗅之，已乏香气。尚有试法，亦可主判真伪。以炽炭火上将香少许弹于炭火上，真者如燃人发，其质爆烈，奇香四溢。伪者不但无香，且质如灰烬而爆烈。以此试之，立分真伪。麝香内结有圆粒，或长扁形，外纹光滑质坚，碎之香气逾常，即名当门子，其功力较散香胜数倍。亦有人工造作者，亦可试之，将当门子泡滚水内，真者依然坚结，伪者即化开矣。

牛黄 四

伪者味苦不香，真者味甜气香。真牛黄大者如鸡子黄，小者如龙眼核。重叠可揭，其质轻虚，气香有宝色者佳，如黄土色者下也。出产川蜀者为正地道，喝取者为上，杀取者次之。能辨真牛黄，则假者无论若何造法，可一验便知耳。

炳章按：牛黄者，牛之病也。盖牛食百草，偶误食壅气之草，以致胃肠壅滞，郁极生火，火炎肝胆，则肝失疏泄，胆汁外溢，凝结成黄，而胃少胆汁，则食物不化，而不嗜食，故肌瘦肉消。黄者乃胆汁日溢，胃中甜肉汁，自外层结，受热蒸燥，则凝结成颗成块，渐结渐大，而黄成矣。故黄多生于肝叶傍胆侧际，或另生皮囊裹之，或生胆之厚皮处，或生角中，角窍亦属肝故也。其味苦兼甜者，胆汁与甜肉汁之结晶体也。其气馨芳者，百草之精气也。其通窍化浊、清火化炎者，此胆之擅长本能也。用以治人心胆之疾者，同气相求之义也。然其性凉而有小毒，能治惊痫寒热，中风痰迷有余之热症者，乃以毒攻毒也。此发明生黄之理，治病之原，取黄之法，辨黄真伪，再辨于下。《羌海杂志》云：牛黄有家黄、野黄之分，家畜牦牛、犏牛、黄牛皆能生黄。凡牛腹生黄，食草不贪，行走不捷，日渐瘠立，两眼胞皆黄色，或眼如血色，或夜分身有光，或鸣吼以恐惊人。计其吐黄之期，须终日按其脉而伺之，仰系之则不吐，俯系之则随吐随食，必俯系之而以牛舌不能及地为率。又须防其蹄跻也。吐黄以后，牛体膘健逾恒 [①]。如逾期不吐，牛必倒毙，剖腹取之，黄无精气，非上品也。凡药肆之常有者，大抵系家牛所吐及剖腹所得者为多，名曰牛黄。然真犀黄则惟岩穴丛草中遇之，盖犀牛吐黄。亦随吐随食，惟吐藉草之上，吮食不净，余液下漏，沉入土中也。然探其穴藉草之下有土光滑可鉴者，掘之始有犀黄，然亦不多。家牛黄者，色淡黄，纹理细。真犀黄者，金黄色，纹理粗，暑天

① 逾恒：超过寻常。

蚊虫不集。汤初沸时，捻末少许撒之，沸汤顿无巨泡矣。取黄染指透爪甲者亦佳。古人其取黄又名照水，以盆注水承之，夜俟其吐水中喝逼而取之为生黄，亦佳。昔以陇西、山西出者著名，故曰西黄，即牛黄也。产奉天省地屠牛厂及与京桓仁宽甸东丰，吉林黑龙江省等均产，皆名东黄，亦佳。近今所谓广东黄者，皆马黄也。苏尖牛黄，即水牛之黄也。近代骆驼黄亦充牛黄，然考骆驼之黄，其形态与功用，确类真牛黄。凡治惊痫、风痰、热痰而功稍逊，惟气不馨为异耳。惟驼亦食草，食亦反刍，与牛相类耳。至所谓片黄者。类皆南省所产之蟮黄是也，不堪入药，宜禁除之。

杜胆星 五

伪名京胆星，或云即江南土制，色有花点不黑，质极硬不软，不知何物伪造，误人不少。按胆星即天南星，生研为末，腊月取黄牛胆汁，和药纳入胆袋中，悬有风处干之，年久者弥佳。南星气味苦温，有大毒。牛胆汁苦大寒无毒，以牛胆汁制南星，所以杀燥烈之性，而并解其毒。苏颂云治惊风有奇功，匪特除痰下气攻积也。若伪制射利，贻害多已。

炳章按：制造胆星法。腊月黄牛胆汁，拌漂净生南星研细末如稀糊，仍入胆皮内，悬挂有风无日处阴干，至次年将皮剥去，再研细，用新腊牛胆同前制法。曾手制至三年，其色犹黄白，至九年才褐色耳，此沈萍如法。其他如《本草明辨》，制法略异，方亦录下，以备参考：择腊月庚申日，以漂天南星川贝母各半，研极细末，以黄牛胆一具，上开一孔，不令汁出，将二味和入于胆中。悬挂檐前风日之中候干，去胆皮另换一胆，如是者九次。

苟能一年一次，九年成功者最佳。今市上所售色黑如漆者，乃小元参研末捣蜜如饼，装入鸡肚内晒干充用，害人匪浅。

鹿茸 六

鹿茸顶尖带血者，谓之血柿茸，价值甚昂。闻射利之徒，或用猪尾，或用小肠，和以猪血，掺以杂药，假造伪充，外形与真无二。及煎熬之后，则糜烂臭秽，可验而知之。若研末入丸药，甚难辨识。按鹿茸气味甘温无毒，主治漏下恶血，寒热惊痫，益气强志，生齿不老，为补骨血益精髓之要药。糜茸尚不可用，又安用此假柿茸耶？若遇危险重症，服之则贻误必多矣。

炳章按： 茸者，如草芽初生之状。糜鹿雌者无角，雄者之角，年解年生，乘其初生含血，未成骨时，取以为补精血药，因其状命名也。惟采茸之法，贵乎始生含血者，渐长则成角不适用。故云宜如茄之小者，分歧则大而不取。此举茸生初久，形分大小而言，非可指为鹿之大小解也。凡具气血者，幼则弱，老则衰，惟壮大者则强。是糜鹿之茸，正当取于壮大之糜鹿为贵。当取其头骨大，而茸丰肥，如马鞍形、鞟形者为最，至茄茸则太嫩而小，寇宗奭已论之矣。再论采取之法。《羌海杂志》云：茸鹿一种，天下盛称关东。其实制法，以西产为良，品质亦不及西产之厚也。然西产制法，亦未尝不佳。最上者亦曰旋茸，其法得一生鹿，闭于栅，聚围之而呼噪，鹿性躁惊，距奋掷足无停蹄，其体纯阳，两角更甚，约数小时，其热度达于极点，有力者猝入，以利刃断其首，长杆丈余上穿铁环缀八尺之铁链，而以鹿角系其端，极力摇而旋转之。甲疲乙易，乙疲丙易，不知其数千万转，其精血灵活和匀，无孔不入，无窍不通，稍停则精血凝聚之处，易生微虫，精血不到之处，元气不足，非全材矣。此青海采制鹿茸之法也，此指家畜而言。如遇野山之鹿，即随时乂^①获取茸，功效尤伟。李春芝云：麋鹿俗呼梅鹿，尤有马鹿之分，二鹿均能生茸，皆有蜡血片。大抵麋鹿解角后，其新茸芽生之际，初起如银杏状，渐成梨形及核桃形，名曰血包，此为第一期。再则支生两凸，如茄子形，或如鞍子形，名曰扈子，鞍子稍养数日，急宜取用，此为第二期。倘逾此期，即为乂子，此为第三期，即毛角也，血液枯燥，功效已薄。上述麋鹿生茸，关于时际之迟早，以区别其形状之良窳。再别其每架鹿茸切片时，复有蜡片、血片、风片、骨片之分。如茸之顶尖，最首层之白如蜡，油润如脂，名之曰蜡片。次层白中兼黄，纯系血液贯注其中，故名曰血片。最次层片有蜂窠，色紫黑透孔，名曰风片，俗云木通片，如木通之空通也。最次则与骨毗连，同角相彷，名曰骨片，效力更薄矣。凡辨原架鹿茸之法，须颜色紫红明润有神，顶圆如馒头式者佳，如色带黄黑顶上凹陷者次，东三省产及青海新疆产均佳，浙江衢州金华出亦佳。伪者以鹿茸架用猪血面粉做成。

鹿角胶 七

鹿角胶原名白胶。以鹿角寸截，米泔浸七日令软，再入急流中浸七日，刮去粗皮，以东流水桑柴火煮七日，频频添水，取汁沥净，加无灰酒熬成膏，冷则胶成矣。气味甘平。主治伤中劳绝，腰痛羸瘦，补中益气，妇人血闭无子，止痛安胎。市肆有以牛皮煮为胶伪充，一层白色，俗名白头，气味羶臭黏浊，服之

---

① 乂（yì 意）：割。

有害。

炳章按：鹿之种类有三。陆佃云：鹿之大者名曰麚。群鹿视其尾为趋向，其尾可作拂尘，今北人呼为大尾鹿者是也。李濒湖以麋似鹿而色青黑，大如小牛，肉蹄，其目下有二窍为夜眼之说，证之似略有据，然未曾实指其角解于冬也。清高宗帝有《鹿角记》，言之详矣。因二物俱解角于夏，乾隆丁亥长至[1]，斋宿南郊，命侍臣诣南苑，聚木兰之鹿，吉林之麋，大尾之麚，监视之，及五时而麚之角解，麋、鹿皆不解，随传旨钦天监[2]，改《月令》之麋角解为麚角解，此经颁示天下，而人民所共知者也，是麚之尾与麋鹿殊，而角解于长至。《地学杂志》云：麚俗称为四不像，盖其形似鹿，而牛身、马尾、羊蹄，特其首类鹿耳，故得此名称。清圣祖尝在灵圃中，实验此物，而改夏小正鹿角解之讹。若麋与鹿，即李濒湖所言麋肉蹄四眼之说，亦犹牛黄之于水牛，形稍殊而其实一物也，且朱子之注孟子，亦曰麋鹿之大者，未尝分为二也。李春芝云：麋鹿俗名梅花鹿。尤有马鹿之分，亦属同类异种耳。《新疆杂记》云麋鹿北疆概产之，每冬季多狩猎者，其角于小满节后，角根发痒，以头相触，角即脱落，堆于一处，猎者于深山中，有一获数百对者，脱角后越五六日，新茸即生，此时最为贵重，产于拜城之额什克巴什山，汉腾格里山，若焉耆之纳刺达岭，俗称之曰鹿圈，言其产鹿之多也。即品质言，尤以产于伊犁之果子沟者为最佳，行销于内地各药行。大抵关东出者，其角外皮黄黑色，内白色有神光，为最佳。湖广枝县出亦

---

① 长至：指夏至。夏至白昼最长，故称。
② 钦天监：官署名。掌管观察天象、推算历法。历代多设置，名称不同，明清名钦天监。

佳。福建陕西出有双角单角之分，双角老者亦佳，单角为次。海南丹山出者，无杈枝亦次。又外洋淡水中出鱼角，又名沙角，为鲨鱼所变，其色枯白而大，杈枝甚多，为最次。其他煎胶之法用正鹿角锯断，每段约二寸另，通净角内灰质洗净，煎七昼夜停火，取出骨渣，候冷滤净，再熬至滴水成珠，取起入方锡盘中，候凝结成块，取出以刀切块，贮藏三年发售，名鹿角胶是也。

龟鹿二仙胶 八

龟鹿二仙胶，用龟版、鹿角、枸杞、人参四味，煎熬为胶，乃峻补气血。不寒不燥，又能益髓固精，为补方中妙品。闻有以牛皮胶及他药伪造混售，服之无益有害，良可慨耳。

炳章按： 龟鹿二仙胶，即郑氏所谓龟鹿加枸杞子党参，煎汁去渣，如前法收胶切块，毋容再详矣。云伪者以牛皮伪充云云，牛皮胶甚臭，不堪入口，亦难混用耳。

阿胶 九

伪名上清胶，又一种名瑞芳胶，皆用寻常之水煎牛皮成胶，并杂他药伪造，色虽明亮，气臭质浊，不堪入药。张隐庵《本草崇原》辨之最详。按古法先取狼溪水，以浸黑驴皮，后取阿井水以煎胶。考狼溪发源于洪范泉，其性阳；阿井水发源于济水，其性阴，取其阴阳相配之意。火用桑柴，煎炼四日夜而后成胶，近时阿井水甚不易取，而煎法又失其真，故真阿胶，最难得也。货者既多赝伪，辨之不明，不如不用为是，或第用江浙所煮黑驴皮胶，虽无阿井之水，而用宝庄之泉，其补血滋阴，平木息风，功同阿胶，较之用假阿胶者，不更胜一着耶。

炳章按：阿胶出山东东阿县。以纯黑驴皮，阿井水煎之，故名曰阿胶。考阿井在东阿县城西，《县志》云：昔有猛虎居西山，爪刨地得泉，饮之久，化为人。后遂将此泉为井，然此水实为济水之源，其色绿，其性趋下，东阿城内，又为狼溪河，其水为漯水之源，乃洪范九泉之水所会归。其性甘温，故合此二水制胶为最善。再按定每年春季，选择纯黑无病健驴，饲以狮耳山之草，饮以狼溪河之水，至冬宰杀取皮，浸狼溪河内四五日，刮毛涤垢，再浸漂数日，取阿井水，用桑柴火熬三昼夜，去滓滤清，再用银锅金铲，加参、芪、归、芎、橘、桂、甘草等药汁，再熬至成胶，其色光洁，味甘咸，气清香。此即真阿胶也。按《本草经》云：阿胶性甘温，清肺养肝，滋肾益气，补阴祛风，化痰润燥，止喘，善治虚劳咳嗽，肺痈吐脓，吐血衄血，肠风下痢，崩带胎动，经水不调及肺毒痈疽，一切风症，服之无不效验。其伪者，以碎旧牛马杂兽皮煎成胶，块色亦如阿胶，名曰清胶。昧利者，以此炒成珠，曰阿胶珠。此等赝品，服之不但无效，而反发疮生毒，因杂皮多器用皮，含有毒汁，故其为害甚烈。大抵鉴别之法，真阿胶烊化后，气清香，有麻油气，汁色黄白色，稠而不黏腻，味甘微咸。其原块在十年以内者，苍翠色，质尚坚。至五六十年以上者，色转黄而质松脆更佳，肺劳服之，殊有奇功。若本煎驴皮膏，烊化气微腥（陈则无腥气），汁黑褐色，甚黏腻，味亦微咸兼甘，用作补血药亦佳。以治肺病血病则凝胃，反不佳也。若清胶化烊，纯属臭秽腥浊气，令人欲呕，服之有毒，切勿沾唇，戒之戒之。

血余炭 +

血余炭本经列于中品。气味苦温无毒，主治五癃关格不通，利小便水道，疗小儿惊，大人痓，仍自还神化。《本草崇原》云：凡吐血、衄血之症，皆宜用血余。当用发髲近于头皮之发剃下，短发尤佳。或用乱发亦可。以皂荚水洗净，入瓶内固济，煅灰存性，方合经旨。近市肆有一种假余灰，不知何种兽毛所煅，色暗味臭，万不可用。若重症服之，误人匪浅。噫！至便之药，亦有假充。为医者能不寒心束手乎？

炳章按：古人造血余法，腊月取剃下短发，以皂荚水洗去泥垢，入甓均盐泥封固，外用砻糠火煅一昼夜，候冷取出用。近时以两铁镬①相合，亦用盐泥封口，用桑柴文火上镬脐放米数十粒，俟米焦熄火，候冷透开取，则血余黑亮松脆，其质轻无臭气。若煅未透，则质坚重极臭。惟不能走气，若走气则变灰无用矣。近时昧利者，以人发一毗，再夹细石砂一毗。煅如前法，形色亦光黑面亮，惟质甚重，不如纯血余之轻也。

---

① 铁镬（huò 或）：古时煮盐之器。

跋

纂此书十七年，藏诸箧^①中，未敢问世。客岁^②，得读社友曹君赤电所著《规定药品之商榷》，首列乱真之伪品，经验既富，调查甚确，一经对勘，真伪立判。其有功于世，良足多矣。蒙僻处海峤，闻见未周，访查不易，所揭白伪药百余种，仅就耳目所及而条辨之，以视曹君之博雅，何异小巫而见大巫。然旧学以商量而邃密，故不揣浅陋，邮寄请益，幸蒙不弃，将规定乱真之伪品，合参而重订之，既邀附骥^③之荣，遑计续貂^④之诮耳。嗟夫！际此医药竞争时代，优胜劣败，固为天演^⑤淘汰之公例，若出真方服假药，是自欺自戕，于人何尤。无怪泰东西之药品，日新月异，如潮流所趋，无孔不入。倘长此不进，不知改良，不联团体，吾恐十年后中华之生命财产，悉操外人之手矣。唯愿天下医林志士，再就当地出产之药品，查调明确，援据各家本草而辨其真伪，唤醒迷途，扶持正轨，庶几吾国天产之药材，可放光彩

---

① 箧（qiè 窃）：箱子一类的东西。

② 客岁：去年。

③ 附骥：蚊蝇叮附马尾而远行，比喻攀附权贵而成名。此为自谦之词。

④ 续貂：比喻续加的不及原有的，前后很不相称。常用作自谦之词。

⑤ 天演：自然界的变化，即进化。

于世界，拭目以俟，能不馨香祷祝① 以求之也夫。

中华民国六年荔夏天贶节②

饮井山人肖岩甫谨跋时年六十有九

---

　　① 馨香祷祝：虔诚的焚香，向神祷告祝愿。形容真诚的盼望。

　　② 天贶（kuàng 矿）节：农历的六月六日。宋时以为这一天有天书再降的祥瑞，故定为"天贶节"。

校注后记

一、作者与成书

郑奋扬（1848—1920），字肖岩，生于中医世家，闽县（今福州市）人。其祖父郑德辉，字允燎，号麟芳，又号铁镜，因科举不利，转而习医。郑奋扬的父亲郑景陶，字于拔，号香岩，为前清举人，景陶受父亲郑德辉影响，潜心研究医学，对医理反复推究，行医 20 年，谦谨如一日。郑奋扬初习举子业，清光绪四年（1878）年补博士弟子员，曾任监理船政帆缆厂工务、团防总文案等职，他目睹清政府腐败无能，乃弃官从医，他在 30 多年行医中，潜心钻研中医古籍，总结临床经验，著有《伪药条辨》等书。

曹炳章（1878—1956），字赤电，又名彬章、琳笙，浙江鄞县（今宁波市鄞州区）人，近代著名中医药学家。曹炳章 14 岁随父迁居绍兴，并进入中药铺做学徒，工作之余自学中医，学徒满师后，师从名医方晓安，通读伤寒、内科、本草等名家医书。后又拜"绍派伤寒"大家何廉臣为师，何师"尽传其七十年博大精深之学业"，由此曹炳章学业益精。1902 年，在绍兴开业行医，不久声誉日隆，病家争相延请。曹炳章不仅在中医临床、中药学上颇有建树，且在忙于诊务的同时，与何廉臣编辑《绍兴医药学报》，1913年发起创设"绍兴和济药局"，并广为搜集医药书籍，至1914年，收藏中医药书籍达5800余种。后因突遭火灾，所藏书籍尽成灰烬。但曹炳章并未灰心，继承挖掘收藏中医书籍，至晚年藏书又达3800余种，成为当时著名的医药藏书家。同时，他还勤于著述，编著、校注、增补、重订的著作达四百种以上，在中医界有一定的影响，是一位中医文献大家，其主编的《中国医学大成》，收书365种，1000册，对中医文献研究起到了"考竟源流，辨彰学术"的作用，功绩卓越。

1901年，郑奋扬著《伪药条辨》，该书主要对百十一种药物名称、形、色、气味，进行了较详细的辨析，药物传讹作伪等弊，从实验条辨发明，乃鉴定药物真伪之专著。成书十七年后书稿交请曹炳章进行审阅，正如郑奋扬在跋中所述，郑氏正是因为阅读了曹炳章撰述的《规定药品之商榷》，感觉《伪药条辨》的内容"仅就耳目所及而条辨之"，远不及"曹君之博雅"，故而"不揣浅陋，邮寄请益，幸蒙不弃，将规定乱真之伪品，合参而重订之"。曹炳章倡导药品改良，见《伪药条辨》与自己的《规定药品之商榷》无独有偶，遂将其分门别类，保留郑氏原文，加以自己的论述，附于各药之后，通过实地调查和对勘，增订而成《增订伪药条辨》，于民国十七年（1928）由绍兴和济药局刊印，在国内广泛流传。

这里特别要指出的是，两位医家生活在19世纪中期至20世纪中期，由于西方文化思想和医药技术的大量输入和冲击，际此"医药竞争时代，优胜劣败"，传统中医学受到了众多的质疑和责难，直接的恶果，就是1929年国民党政府通过其提出的"取缔中医案"。社会上关于中医存废的论争，也引起了中医界内部有识之士的自我审视和反思，郑奋扬早在《伪药条辨·跋》（1917）中已指出"若出真方服假药，是自欺自戕，于人何尤"，"倘长此不进，不知改良，不联团体，吾恐十年后中华之生命财产，悉操外人之手矣"。曹炳章更是"常蓄医药革命之决心，恨无实行铲除能力"，于民国二年（1912）春开始，组织和济药局为改良之创始，订正丸散膏丹方书，编著膏丸说明，考定传讹药品，撰述《规定药品之商榷》等书，两位医家表现出强烈的救亡图存的忧患意识。20 世纪的中医药，虽经受过种种磨难，却也激发了一股自省图强的强大动力，所谓"艰难困苦，玉汝而成"，《增订伪药条辨》将各药别其门类，间有实验识见鉴别条下，凡增补之，订正之，请质诸海内外医药经验家及博物家，以臻完美。以冀"唤醒迷途，扶持正轨"，庶几"吾国天产之药材，可放光彩于世界"。这一目标的实现，与郑奋扬、曹炳章等医药大家的不屈精神和振兴中医药的积极努力密不可分，更需要后世一代又一代的中医药人的学习借鉴，继续前行。

二、版本介绍

《增订伪药条辨》民国十七年（1928）由绍兴和济药局刊印，在国内广泛流传，馆藏于浙江图书馆、浙江省中医药研究院图书馆、绍兴图书馆和嘉善县图书馆等。本次整理即是依此版本而成。（图 1、图 2）

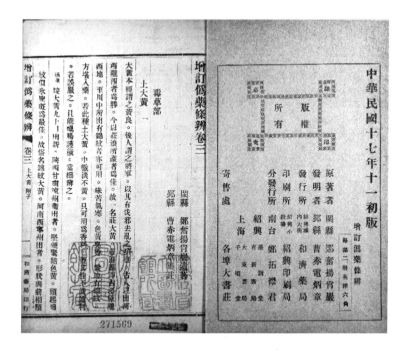

图 1　浙江图书馆藏《增订伪药条辨》
民国十七年（1928）绍兴和济药局铅印本

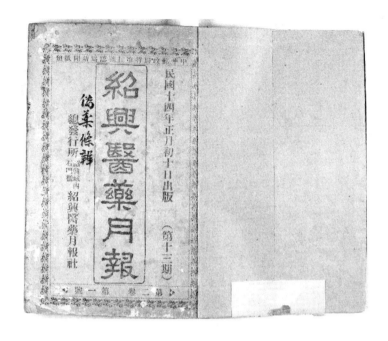

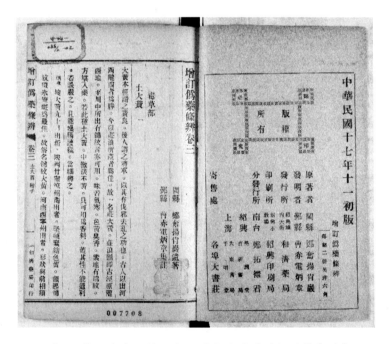

图 2　浙江省中医药研究院图书馆藏《增订伪药条辨》
民国十七年（1928）绍兴和济药局铅印本

三、内容特色

郑奋扬生于清末，时值鸦片战争爆发，战乱年代，神州大地瘟疫流行，民不聊生。郑奋扬为儒医出身，深受其家族优良传统的影响，积极救治百姓，医术高明，医德高尚，编纂了《鼠疫约编》等治疫专著，传播疫病救治的方药，也让其他医家掌握治疫技能，救百姓于水火之中。《伪药条辨》则反映了郑奋扬的中药学功底，主要是介绍不同药品的形态、性状，对110种药物的名称、形色、气味进行了详细的辨析。《增订伪药条辨》源自《伪药条辨》，曹炳章在郑氏原文的基础上对不同产地的药品进行了详细的介绍，为鉴别药物的真伪优劣提供了经验，文字在《伪药条辨》的基础上增加了近三倍。全书凝集了郑奋扬和曹炳章两位医学家的智慧与经验。

曹炳章14岁即入中药铺做学徒，工作之余又刻苦学习，中医药学知识积累颇深，面对"乃今药肆射利，在小铺则以伪乱真，以紫乱朱，但求名状相似，不别效用冰炭，甚则黑明角充犀角，山羊角混羚羊，只求己利，不惜人害。在大铺则但求形色雅观，进值高昂，不别性质良窳。如半夏用蜀产，而不用浙产；橘红用川产，不用建产。大抵川夏颗大，形式雅观，浙产粒小，不知川夏质松，落水即胖，且力薄性劣，较之浙夏质坚味厚，功力皆宏者，大不相同。橘红之用川产，亦因平薄无瘢痕，建红卷小有瘢痕，而形色虽不雅观，然气味浓厚，不若川红之味淡气薄耳。甚至医方上书明苍术而用茅术，书明於术而用江西术。以苍术、於术价贱，茅术、江西术价贵，以价贵贱分高下耳，不知效能各有擅长，如苍术燥湿，茅术利湿，用处不同；於术健脾，江西术生津，补法悬殊。诸如此类，亦不胜枚举"的现状，撰写了《规定药品之商榷》《增订伪药条辨》等书籍，以纠当时医药界存在的一些弊端。二书是曹氏以其平日经历所得，结合各种本草著述、前贤诸论，对药材的产地、形态、修制、效用、主治、用量、炮制、贮藏等方面予以考证阐述，两书可以互相参考。

《增订伪药条辨》的药物品种分为山草、芳草、隰草、毒草、木、石、虫介、兽等八部，对药品的形态、性状以及不同产地药品的鉴别进行了详细的介绍，为鉴别药物的真伪优劣提供经验。曹氏特别重视产地对药品功效的影响，强调"惜门类不分，而药品产地丛多，质性不齐，未免遗漏。炳章爰将各药别其门类，分订四卷，间有实验识见鉴别条下"，在每种药下均介绍不同产地的真伪优劣，用心良苦。

1. 切合实际的鉴别方法

本书对药品的鉴别、采集、炮制等方法，有切合实际的意见，比如南星与半夏从形态上分，南星无论大小皆极扁，不若半夏之圆。仙鹤草治血症甚效，但与龙芽草不是同一品种。金顶龙芽即仙鹤草（开黄花，故名金顶）；紫顶龙芽为马鞭草（开紫花）。

2. 辨别药物真伪的重要性

在戈制半夏条中，本书提出戈半夏与《本草纲目拾遗》内宋公夏相类，有肉桂，性温燥。炳章实验治寒湿痰上壅气喘确效，凡治阴虚热痰气喘，苟误服之，必因燥热而咳血自汗，愈速其死矣，尤当注意之。蒲黄乃蒲草之花蕊，色淡黄，是花茸花蕊相合，名草蒲黄，为佳。另有一种蒲黄面，色老黄，屑细滑如粉，入罐煎之，如糊胶一般，服之令人作呕，且不能下咽。

3. 产地对药品功效的影响

浙江所出的土藿香，能乘热切片，烈日晒干，贮于缸罋，使香气收贮不走，药效亦强，不亚于广藿香。厚附片，乃四川鲜附子切片，不经盐渍洗泡，效力比泡淡附子胜数倍，凡用淡附片二钱者，厚附片只需用一钱，因其力猛也。

4. 改良炮制方法的重要性

羚角质地坚硬，刀切不入，一般制饮片法以镑片入药，其法先将羚羊水浸七八日，再用滚水泡透，经此手续化坚为软，则镑之，片张阔大，形式虽雅观，然经水浸泡，汁液尽出，性味已失，反增腥臭恶气，治病功能已大半消失。因此邀集同业集议讨论，议定不落水燥镑，使性味功能不失，真伪仍可鉴别。曹氏认为燥镑片张虽碎小，主治效能，实较浸镑优胜十倍。这些药品的鉴别、炮制的改良，无论是当时还是现在，都有一定的积极意义。

《浙派中医丛书》总书目

原著系列

格致余论 规定药品考正·经验随录方

局方发挥 增订伪药条辨

本草衍义补遗 三因极一病证方论

丹溪先生金匮钩玄 察病指南

推求师意 读素问钞

金匮方论衍义 诊家枢要

温热经纬 本草纲目拾遗

随息居重订霍乱论 针灸资生经

王氏医案·王氏医案续编·王氏医案三编 针灸聚英

随息居饮食谱 针灸大成

时病论 灸法秘传

医家四要 宁坤秘笈

伤寒来苏全集 宋氏女科撮要

侣山堂类辩 宋氏女科·产后编

伤寒论集注 树蕙编

本草乘雅半偈 医级

本草崇原 医林新论·恭寿堂诊集

医学真传 医林口谱六治秘书

医贯 医灯续焰

邯郸遗稿 医学纲目

重订通俗伤寒论

专题系列

丹溪学派 伤寒学派

温病学派 针灸学派

钱塘医派 乌镇医派

温补学派 宁波宋氏妇科

绍派伤寒 姚梦兰中医内科

永嘉医派 曲溪湾潘氏中医外科

医经学派 乐清瞿氏眼科

本草学派 富阳张氏骨科

品牌系列

杨继洲针灸 王孟英

胡庆余堂 楼英中医药文化

方回春堂 朱丹溪中医药文化

浙八味 桐君传统中药文化